INTERNIST MR DR. KARL F. MAIER

Bluthochdruck

Lebensstil | Risikominderung | Ernährung | Diät
Sport | Medikamente | Tees | Hausmittel

Weltbild

MR Dr. Karl F. Maier, Facharzt für innere Medizin, Arzt für Ernährungsmedizin und Kurarzt im südsteirischen Bad Gleichenberg. Er gibt klare Antworten und praktische Ratschläge für folgerichtiges Handeln, denn es ist für den Patienten lebenswichtig, über seinen Blutdruck das Richtige zu wissen.

Genehmigte Lizenzausgabe für Verlagsgruppe Weltbild GmbH, Steinerne Furt, 86167 Augsburg

Copyright © Kneipp-Verlag GmbH, Kunigundenweg 10, A-8700 Leoben

Umschlaggestaltung: Atelier Seidel, Teising
Umschlagmotiv: © mauritius / age
Gesamtherstellung: Firmengruppe APPL, aprinta Druck GmbH & Co. KG, Wemding
Printed in the EU

ISBN 978-3-8289-3541-9

2010   2009   2008
Die letzte Jahreszahl gibt die aktuelle Lizenzausgabe an.

Einkaufen im Internet: *www.weltbild.de*

Inhalt

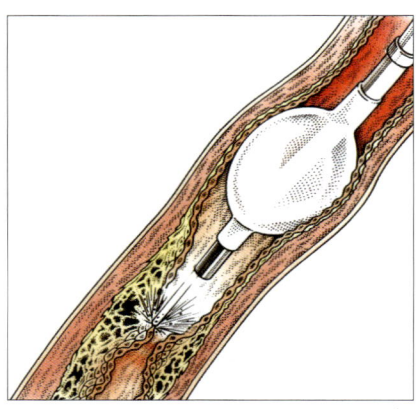

Vorwort

Bluthochdruck ist ein Symptom, das man in keinem Alter bagatellisieren darf. Alle Folgen des hohen Blutdruckes sind ernst. Unbehandelt führt Bluthochdruck zu:

- Gefäßverkalkung,
- Herzinfarkt,
- Durchblutungsstörung am Bein (»Raucherbein«) und
- Schlaganfall.

Wie wichtig die Erkennung dieser Krankheit ist, zeigen Erfolge in den Vereinigten Staaten: Seit 1972 hat dort die intensive Behandlung des Bluthochdruckes zusammen mit einer Einschränkung des Zigarettenrauchens und einer Reduktion des Cholesterinspiegels zu einer Verminderung der Schlaganfälle um 50 % (!) und einer Verminderung der Herzinfarkte um 32 % geführt.

Vorrangig sind also die rechtzeitige Erkennung und danach die konsequente Behandlung.
Behandlung heißt nicht nur »Tabletten schlucken«. Behandlung heißt auch Anleitung zu einem gesunden Lebensstil.

Dieser Ratgeber eröffnet dem Leser die Möglichkeit,

- Symptome des Bluthochdruckes zu erkennen,
- Diagnose und Befund des Arztes zu verstehen und die
- Behandlung aktiv mitzugestalten.

Wer den Blutdruck in den Griff bekommt, verhindert die Zerstörung der Blutgefäße und darf auf ein langes Leben hoffen.

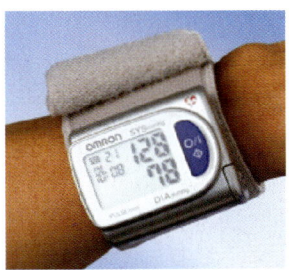

Kleine Kreislaufkunde

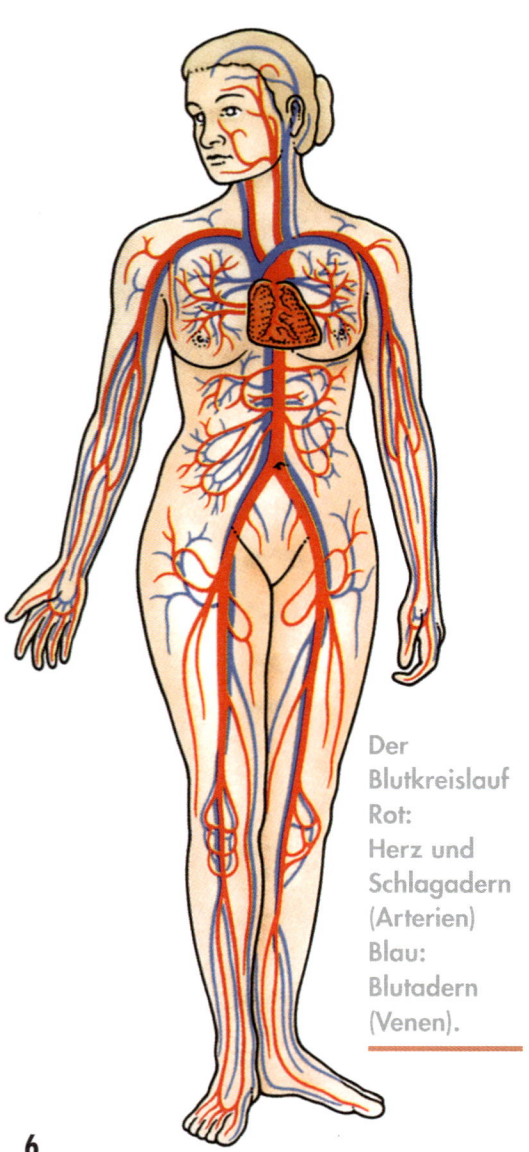

Der
Blutkreislauf
Rot:
Herz und
Schlagadern
(Arterien)
Blau:
Blutadern
(Venen).

Das Blut

Unser Kreislauf transportiert das Blut. Blut ist ein besonderer »Saft« und versorgt als »Sauerstoff-Frächter« alle Organe. Das Blut bringt den Sauerstoff zu den Organen und holt von diesen verbrauchtes Kohlendioxid ab, das wir über die Lungen wieder nach außen abatmen.

Die **Blutmenge** schwankt beim Erwachsenen zwischen 5 und 7 Litern. Je zur Hälfte besteht das Blut aus Zellen und eiweißreicher Flüssigkeit, dem **Blutplasma.** Sondert man vom Blutplasma den die Blutgerinnung fördernden Stoff »Fibrinogen« ab, erhält man **»Serum«.**

Die Sauerstoffträger im Blut sind die **roten Blutkörperchen** mit ihrem Farbstoff Hämoglobin. Weiße Blutkörperchen haben wichtige Funktionen in der Körperabwehr.

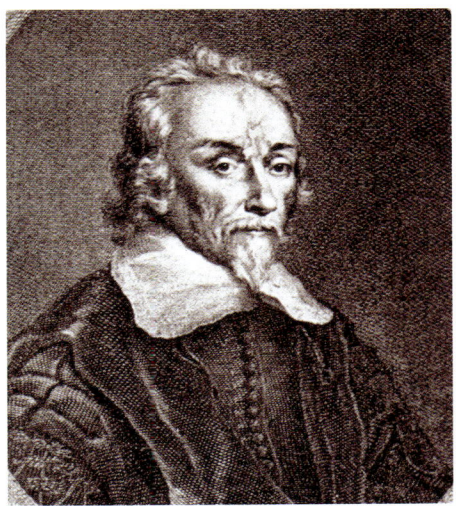

Der Londoner Arzt William Harvey (1578 – 1657) war der Entdecker des Blutkreislaufes.

Die **Blutplättchen** oder Thrombozyten helfen mit, Wunden zu schließen. Zur Gefahr können sie bei der Entstehung von Gerinnseln werden. Andere wichtige Helfer der Blutgerinnung sind Eiweißstoffe im Plasma und Kalzium.

Der Kreislauf

Zentrales Organ ist das Herz, das als **Saug- und Druckpumpe** funktioniert. Der Herzmuskel saugt sauerstoffreiches Blut aus den Lungen und pumpt es durch die Schlagadern in die Organe. Über die Blutvenen fließt sauerstoffarmes Blut wieder in die rechte Herzkammer zurück.

Diese pumpt das Blut in die Lungen und der Kreislauf beginnt von neuem.

Der Herzmuskel wird selbst »kranzartig« von Blutgefäßen umgeben, man nennt diese Schlagadern daher **Herzkranzgefäße.** Eine Verengung dieser Gefäße führt zu den Beschwerden der »Herzenge«, eine Verstopfung zu Herzinfarkt. Lässt der Herzmuskel in seiner Saug- und Pumpfähigkeit nach, spricht man von Herzschwäche. Fast 10 % der Gesamtblutmenge befinden sich ständig im Herzen.

Der gesamte Kreislauf wird vom Gehirn gesteuert. Überall im Körper sind Messfühler platziert, die alle Kreislaufdaten fortwährend an die Zentrale im Kopf melden.

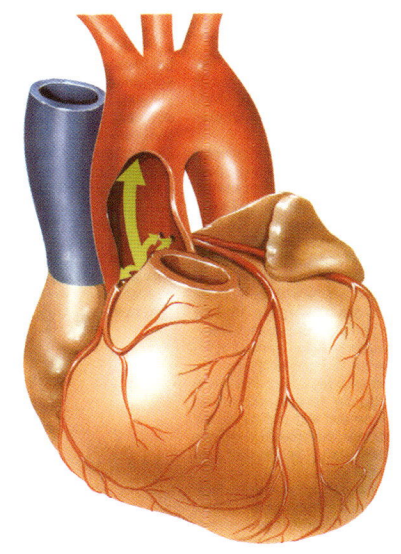

Das Herz mit seinen Kranzgefäßen.

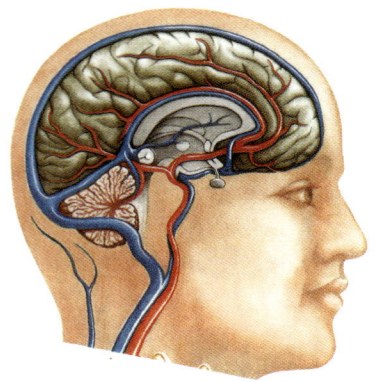

Die übergeordnete Regelung des Blutkreislaufes erfolgt im Gehirn.

Das Herz liegt zu 2/3 in der linken und zu
1/3 in der rechten Brustkorbseite. Es ist
üblicherweise so groß wie die Faust des
Menschen. Durch Arbeit und Sport kann
die Muskelmasse von normalerweise 250
– 300 g beträchtlich zunehmen. Bluthochdruck kann die Muskelzellen des Herzens
krankhaft anschwellen lassen. Bei Herzschwäche erschlafft das Herz und es erweitert sich.

Das Herz hat mit dem »Sinusknoten« eine
eigene, natürliche »Batterie«. Dieser aus
speziellen Muskelzellen bestehende
Schrittmacher schickt pro Minute 60 – 80
Stromstöße in den Herzmuskel, der sich
dadurch zusammenzieht und nach Ende
des Stromstoßes wieder entspannt. Zu-
sammenziehung und Entspannung führen
zur Pump- und Saugwirkung. Das Herz
steuert sich selbst, wird aber durch das innere Nervensystem und Körperfühler beeinflusst.

Wenn das Herz mit großem Druck Blut
aus seinen Kammern pumpt, überträgt
sich dieser Druck auf die Schlagadern und
wird als **Puls** gefühlt.
Pro Minute werden so 5 l gefördert. Die
Tagespumpleistung des Herzens entspricht
dem Inhalt von 36 Fässern mit je 100 l Inhalt.

Der Blutdruck

Die **Höhe des Blutdruckes** ist von mehreren Umständen abhängig.

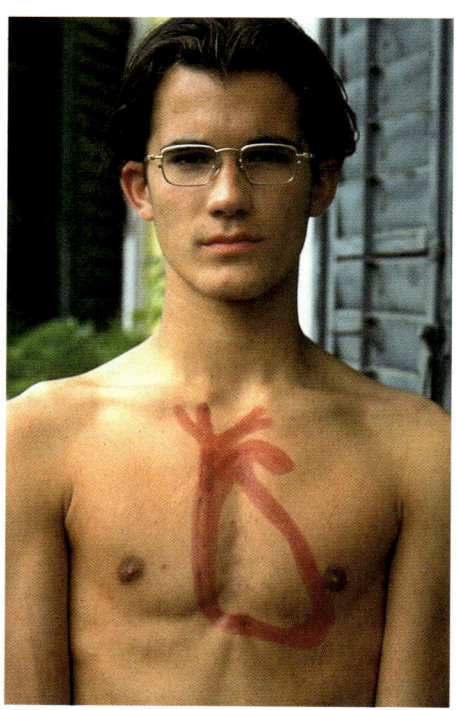

So liegt das Herz im Körper.

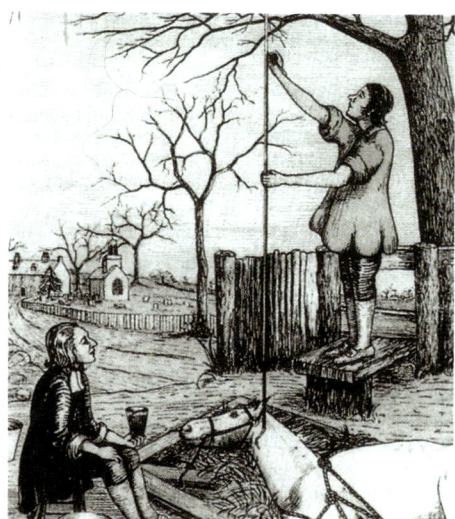

Die 1. Blutdruckmessung.

Der britische Geistliche und Naturforscher Stephen Hales (1677 – 1761) misst erstmals den Blutdruck an einem Tier.

Die wichtigsten »Blutdruckmacher« sind:

■ Die Kraft des Herzens: Nachlassen der Herzkraft lässt den Blutdruck sinken.

■ Die Blutmenge: Die Vermehrung der Blutmenge lässt den Blutdruck steigen.

■ Die Fließfähigkeit des Blutes: Dickes Blut erhöht, dünnes vermindert den Blutdruck.

■ Der Widerstand der Blutgefäße: Elastische Gefäße geben nach und halten den Blutdruck konstant. Verengte, verkalkte Gefäße lassen den Blutdruck steigen.

Bei den meisten Menschen steigt der Blutdruck im Alter an.

Zu **kurzfristigen Blutdruckänderungen** führen:

■ seelische Aufregung, Kummer oder Freude,

■ körperliche Arbeit und Sport,

■ Schmerzen,

■ plötzlicher Lagewechsel wie rasches Aufstehen,

■ Schlafen und Essen.

Für die Blutversorgung der inneren Organe muss der Blutdruck eine gewisse Mindesthöhe erreichen. Die meisten Organe erbringen ihre beste Leistung in einem bestimmten Blutdruckbereich.

Nerven und Hormone wirken so zusammen, dass die lebensnotwendigen Ansprüche an den Blutdruck erfüllt werden.

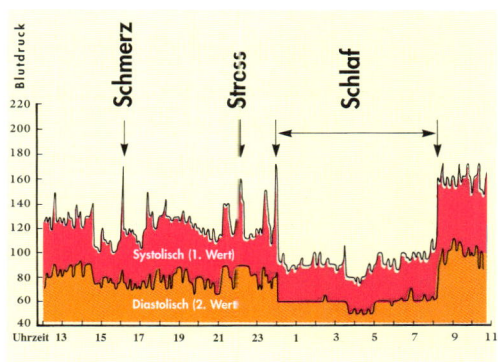

Schmerz, Stress und der Schlaf haben einen wichtigen Einfluss auf die Blutdruckhöhe.

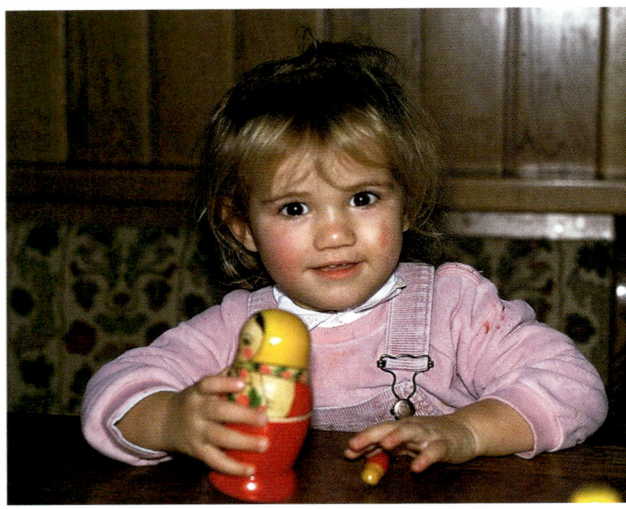

Beim
Kleinkind
ist der Puls
wesentlich
höher.

Erhöhung oder Senkung des Blutdruckes sind auf mehrere Arten möglich:

- Verstärkung oder Abschwächung der Herzleistung.
- Vermehrung oder Verminderung der Blutmenge.
- Engstellung oder Erweiterung der Schlagadern.

Die Blutdruckfühler sind Tag und Nacht aktiv und melden den registrierten Druck innerhalb von Tausendstelsekunden über das innere Nervensystem und die Hormone an das Gehirn. Dort wird sofort entschieden, ob irgendwelche Maßnahmen erforderlich sind.

Nicht jeder Körperbereich wird zu jeder Zeit mit der selben Blutmenge beschickt. Der Hauptblutstrom wird immer dorthin geleitet, wo die Organtätigkeit am stärks-ten ist. Für die ruhenden Organe (z. B. Magen und Darm in der Nacht) fährt der Körper eine Art Sparprogramm.

Besonderheiten des Kreislaufes in verschiedenen Lebensaltern

Beim **Säugling** und Kleinkind ist der Puls noch wesentlich höher als beim Erwachsenen.

In der **Schwangerschaft** ändern sich fast alle Kreislaufwerte:

- Die Blutmenge nimmt um 1/3 zu.
- Die Förderleistung des Herzens steigt um bis zu 15 % an.
- Der Puls kann auf 100 ansteigen.

Im **Alter** verdicken sich die Gefäßwände und die Elastizität nimmt ab. Dies betrifft besonders die »Windkesselfunktion« der

Hauptschlagader. Eine Ausdehnung des Gefäßschlauches ist beim Blutauswurf aus dem Herzen nicht mehr möglich, die Schlagader wird zu einem starren Rohr.

Ein Anstieg des 2. Blutdruckwertes im Alter hängt damit zusammen. Die Empfindlichkeit der Blutdruckfühler nimmt ab.

Die »Antwort« des Kreislaufes auf Blutverlagerungen, wie sie z. B. beim Aufstehen oder Pressen vorkommen, lässt länger auf sich warten – Schwindel ist eine häufige Folge.

Die Verdickung der Gefäßwände erschwert den Stoffaustausch zwischen Blut und dem umgebenden Gewebe.

Auch die Herzbatterie lässt nach: Die Folge ist ein Sinken der Herzschlagfolge.

Die Anpassung des Herzmuskels an körperliche Anstrengungen geht langsamer vor sich. Da der Herzschlag nicht mehr so gut beschleunigt werden kann, wird die Anpassung der Förderleistung teurer erkauft als in der Jugend. Der Herzmuskel muss sich stärker zusammenziehen, um den entsprechenden Druck zu erzeugen. Diese zusätzliche Belastung macht das Herz empfindlicher für Störungen der Durchblutung in den Kranzgefäßen. Ehrgeizige sportliche Aktivitäten des untrainierten Seniors können daher das Herzrisiko beträchtlich erhöhen.

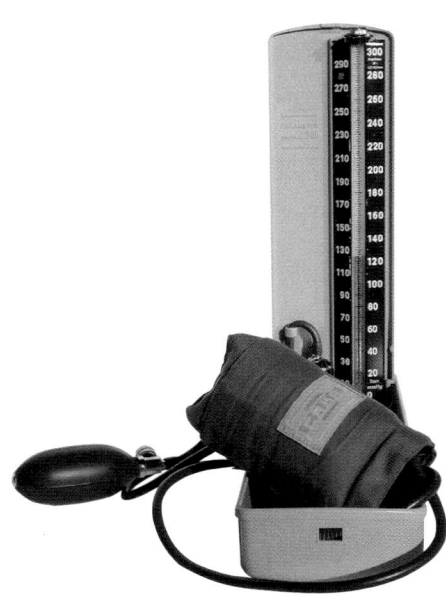

Untersuchungsmethoden bei hohem Blutdruck

Fragen des Arztes

Gibt es in der Familie gehäuft Fälle von

- Bluthochdruck?
- Schlaganfall?
- Herzinfarkt?

- Nierenkrankheiten?
- Zuckerkrankheit oder Gicht?
- anderen Erkrankungen?

Wir wissen seit langem, dass der hohe Blutdruck in vielen Familien eine Art »Erbstück« ist. Haben beide Eltern einen hohen Blutdruck, ist die Chance der Kinder, selbst Blutdruckpatienten zu werden, fast 100 %.

- Seit wann bestehen Beschwerden, in welcher Art und Stärke?
- Wie ist der Umgang mit den Genussmitteln Kaffee, Alkohol und Nikotin?
- Werden Medikamente eingenommen, welche, in welcher Dosierung und seit wann?
- Wie sind die Kostgewohnheiten? Salzreiche, tierische Kost oder eher vegetarisch?

Die ärztliche Untersuchung

Durch Abklopfen kann der Arzt ein vergrößertes Herz – das eine Langzeitfolge von Bluthochdruck ist – feststellen. Beim Abhören werden Herztöne und Geräusche beurteilt. Bluthochdruck macht die Herztöne lauter, Verkalkung als Ergebnis von Klappenzerstörungen verursacht Geräusche.

Alle Blutgefäße können dort, wo sie als Pulse fühlbar sind, abgehört und mit Apparaten weiter untersucht werden.

Die Blutdruckmessung

Gemessen wird üblicherweise am Oberarm, nur in speziellen Fällen auch an Ober- und Unterschenkel. Neue elektronische Geräte messen – sehr zuverlässig – auch am Handgelenk und am Finger.

Für die gewohnte Messung am Oberarm soll die Manschette mindestens 13 cm

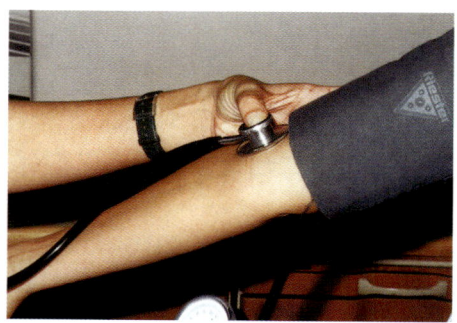

Blutdruckmessung am Arm.

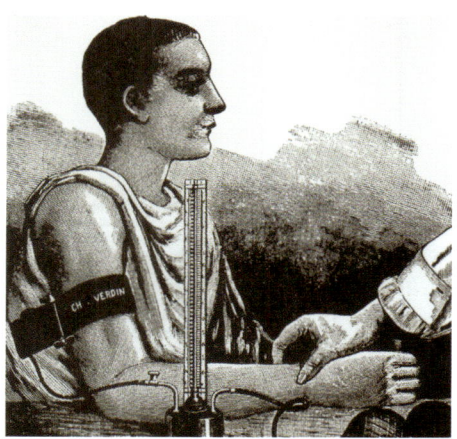

Die 1. Blutdruckmessung 1896 durch den Turiner Arzt Scipione Riva-Rocci.

Technik der Blutdruckmessung

■ Die Manschette mit dem aufblasbaren Teil an der gesamten Innenfläche des Oberarmes nur so fest anlegen, dass man noch einen Finger dazwischen schieben kann. Der untere Manschettenrand liegt ca. 2 – 3 cm oberhalb der Ellenbeugefalte. 2/3 des Oberarmes sollen von der Manschette bedeckt sein. Die Blutdruckmanschette soll sich in Herzhöhe befinden. Der richtige Sitz des Stethoskops ist dort, wo die Schlagader in der Ellenbeuge zu fühlen ist. Misst man mit einem eingebauten Mikrophon, also »elektronisch«, ist der richtige Anlegeort die Innenseite des Oberarmes.

■ Der Arm ist entspannt, leicht (nicht ganz) gestreckt und wird etwas vom Körper weggehalten. Wichtig ist die Erschlaffung der Armmuskulatur.

■ Bei einem Oberarmumfang über 40 cm muss man größere Manschetten verwenden: 16 – 20 cm breit und 60 – 80 cm lang.

breit, das Verhältnis Manschettenbreite zu Armumfang 0,4 : 1 sein. Bei sehr dickem Oberarm ab 40 cm Umfang muss man eine Oberschenkelmanschette benutzen, da sonst fälschlich zu hoch gemessen wird.

Die richtige Manschettenbreite

Kleinkind	5 cm
Kind	8 cm
Erwachsener: Oberarmumfang kleiner oder um 35 cm	13 cm
Oberarmumfang größer als 35 cm	18 cm

Bei einem Oberarmumfang unter 33 cm misst man mit einer 13-cm-Manschette optimal, bei einem Umfang zwischen 33 und 40 cm erzielt man mit einer 15-cm-Manschette das beste Messergebnis. Über 40 cm ist die 18-cm-Manschette verpflichtend.

Misst man mit zu kleinen Manschetten, werden 1. und 2. Blutdruckwert um 5 – 30 mm Hg zu hoch gemessen.

13

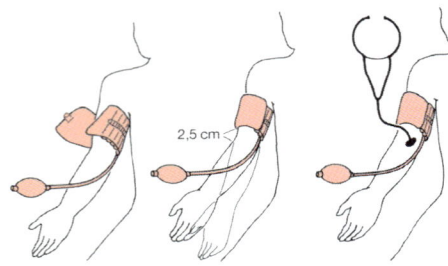

2,5 cm

Technik der Blutdruckmessung.

Unter Tastung des Speichenpulses Aufpumpen der Manschette bis ihr Druck um 30 über dem Druck liegt, bei dem der Speichenpuls verschwindet. Nun **langsam** (1 – 3 Striche pro Sekunde) über das Ventil den Druck ablassen. Den 1. Wert ablesen, wenn 2 Schläge hintereinander ein Geräusch verursachen. Der 2. Wert ist dann erreicht, wenn Schläge nicht mehr hörbar sind.

Bei Kindern und Schwangeren wird der 2. Wert nicht beim Verschwinden, sondern beim deutlichen Leiserwerden der Geräusche abgelesen.

Bei Herzrhythmusstörungen muss man die Messungen mehrmals wiederholen und dann ein rechnerisches Mittel aus den gemessenen Werten bilden.

Die Blutdruckmessung nicht zu früh wiederholen, sondern mindestens 15 Sekunden warten. Manche Ärzte empfehlen eher 1 – 3 Minuten.

Messwerte nicht auf- oder abrunden, sondern möglichst genau auf 2 mm Hg notieren.

Gemessen wird in körperlicher und seelischer Ruhe bzw. nach mindestens 3- bis 5-minütiger Ruhezeit. Man soll entspannt liegen oder sitzen, die Beine nebeneinander halten und darf während des Messvorganges nicht sprechen. Die Kleidung soll den Arm nicht einschnüren.

30 Minuten vor dem Messen nicht rauchen und keinen Alkohol trinken.

Darauf achten, dass Schlauchverbindungen nicht geknickt und gedrückt werden.

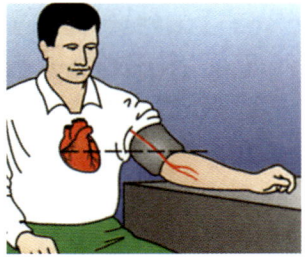
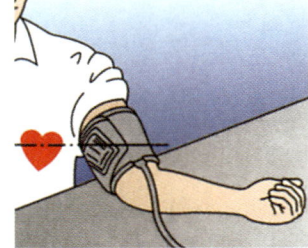
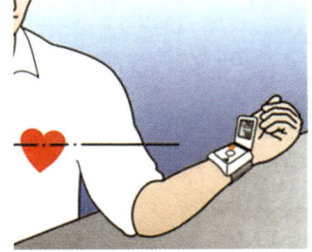

Was man während der Messung beachten sollte: Die Manschette sollte sich auf Herzhöhe befinden.

Wie genau ist die Blutdruck-messung?

Bei einem Oberarmumfang zwischen 25 und 35 cm liegt die Messgenauigkeit bei plus/minus 5 %.

Man kann den Blutdruck auch nur mit **Pulsfühlung** messen: Der Druck in der Manschette wird dabei so lange hoch gepumpt, bis der Puls nicht mehr getastet werden kann. Beim Ablassen des Druckes wird der Puls erst bei einem Druck tastbar, der um 5 tiefer liegt als der mit dem Stethoskop ermittelte Wert. Man muss also, wenn das »Pulsklopfen« beginnt, zum abgelesenen Wert noch 5 dazuzählen. Den 2. Blutdruckwert kann man mit dieser Methode natürlich nicht bestimmen.

Bei der Erstuntersuchung immer an beiden Armen messen. Der höhere Wert gibt den Druck in der Hauptschlagader wieder. Bedeutungsvoll kann eine Blutdruckdifferenz von mehr als 25 – 30 sein.

Blutdruckunterschiede bis 20 beim 1. Wert und bis 15 beim 2. Wert sind noch normal!

Ursachen für einen Blutdruckunterschied zwischen links und rechts:

- Messfehler: Nochmals und beidseits korrekt messen!
- Unterschiedliche Oberarmdicke beim körperlich arbeitenden Rechts- bzw. Linkshänder.

- Unregelmäßiger Herzschlag: Öfter beidseits messen, pro Seite den Durchschnitt aus mehreren Messungen berechnen.
- Verengung der Herzklappe an der Hauptschlagader.
- Einseitige Körperlähmung nach Schlaganfall.
- Gefäßverschlüsse der Schlagadern.
- Gefäßentzündungen.
- Tauchkropf: Die vergrößerte Schilddrüse hinter dem Brustbein drückt einseitig auf ein Blutgefäß.
- Fehlbildungen der Hauptschlagader.

Bei Blutdruckunterschieden ist immer der höhere Wert maßgebend. Er bestimmt die weiteren Folgen wie beispielsweise die Häufigkeit der Blutdruckkontrollen und die Behandlung.

Den Blutdruck immer am Arm mit dem höheren Blutdruck kontrollieren!

Wird bei Kindern und Jugendlichen ein erhöhter Blutdruck festgestellt, so muss man den Blutdruck immer auch an den Beinen messen. Hiezu wird die Manschette um den Oberschenkel gewickelt und die Knieschlagader abgehört oder der Fußpuls getastet (nur vom Arzt feststellbar).

Insgesamt ist die Blutdruckmessung mit vielen möglichen Fehlerquellen behaftet.

Einige Beispiele:

- Nicht geeichte Geräte. Sie können falsche Werte anzeigen.

- Verwendung einer zu schmalen Manschette. Es werden fälschlich zu hohe Drucke gemessen.

- Benutzung einer zu kurzen Manschette. Sie liefert ungenaue Werte.

- Falsch angelegte Manschetten ergeben Messfehler bis zu 10!

- Falsch angelegtes Stethoskop: Nicht über der Armschlagader, sondern über dem Bizepsmuskel. Der 1. Wert wird zu niedrig, der 2. Wert zu hoch bestimmt.

- Zu rasches Ablassen des Luftdruckes: Wird der Druck zu rasch abgelassen, wird der 1. Wert zu niedrig, der 2. Wert dagegen zu hoch gemessen.

- Zu rasch aufeinander folgende Messungen: Wird der Blutdruck in kürzester Zeit zu häufig gemessen, so kommt es zu einer Blutadernstauung im Arm und damit zu einer Veränderung des gemessenen Blutdruckes.

- Bei sehr dicken Armen oder nach einem Kollaps kann der 1. Blutdruckwert oft nur durch Tasten des Speichenpulses bestimmt werden.

- Der Blutdruck schwankt auch mit der Atmung um 5 – 10.

- Weitere Schwankungen und Unterschiede gibt es im Stehen, Sitzen und Liegen. Schmerzen, Kälte, eine volle Blase und seelische Erregung lassen den Blutdruck in die Höhe gleiten.

- Fehleinschätzung eines Stressblutdruckes (man ist sehr aufgeregt) als scheinbar erhöhter Ruheblutdruck.

»Sprechstunden-Hochdruck« Der weiße Mantel lässt den Blutdruck steigen.

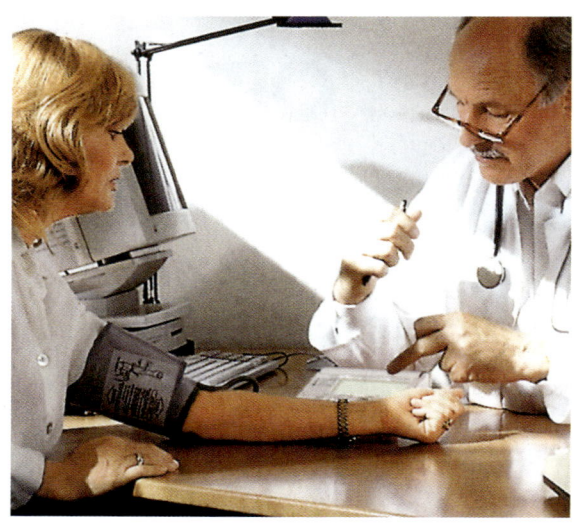

- **»Sprechstunden-Hochdruck«:** Der Anblick des weiß bemantelten Arztes lässt den Blutdruck hinaufschnellen. In so einem Fall müssen viele Messungen unter Alltagsbedingungen und in verschiedenen Situationen gemacht werden.

- Herzrhythmusstörungen können sowohl zu falschen hohen als auch zu falschen niedrigen Werten führen. Der Bluthochdruck zeigt dann manchmal eine »Abhörlücke«. Um einen Messfehler von mehr als 40 zu vermeiden, muss die Manschette ausreichend hoch aufgepumpt werden.

- Fälschlich niedrige Werte werden bei Schwangeren und Kindern, bei Fieber und Blutarmut gemessen.

- Mit dem Alter steigt der Blutdruck pro Jahr um 1 – 2 an, um nach dem 70. Lebensjahr wieder abzufallen.

20 – 30 % aller in der Ordination gemessenen erhöhten Blutdruckwerte sind bei der häuslichen Messung normal. Die wichtigste und einzig richtige Entscheidungshilfe erhält man nur durch die 24-stündige Blutdruckmessung.

Der »Weißer Mantel«-Bluthochdruck

Seit vielen Jahren ist die rasche Änderung der Blutdruckwerte bekannt. Häufigste Ursachen dafür sind äußere Begleitumstände. Der wichtigste Umstand für einen sonst nicht erklärbaren hohen Blutdruck ist das »White-coat-Phänomen«, bekannter als Reaktion auf den weißen Mantel des untersuchenden Arztes. Dieser »Ordinationshochdruck« (als erhöhter Blutdruck genannte Wert) muss dann angenommen werden, wenn in der Atmosphäre einer ärztlichen Praxis ständig erhöhte Blutdruckwerte gemessen werden, im häuslichen Bereich aber ständig normale Blutdruckwerte vorliegen. Die Bedeutung dieses »Bluthochdruckes« liegt darin, dass für den Betroffenen keine höhere Gefährdung besteht als für den Menschen mit normalen Blutdruckwerten.

Das Vorkommen des Ordinationshochdruckes liegt bei 20 % aller Menschen und dieser Prozentsatz steigt mit zunehmendem Alter an.

Dies bedeutet, dass jeder 5. »Bluthochdruckpatient« – unter der Voraussetzung, dass nur in der Ordination gemessene Blutdruckwerte vorliegen – fälschlicherweise als solcher diagnostiziert wird. Dies bedeutet aber auch, dass man unbedingt darauf achten sollte, dass viele nicht in der Ordination gemessene Blutdruckwerte vorhanden sein sollten, um falsche Diagnosen zu vermeiden.

Die Mittel dazu sind häusliche Druckmessungen und die Langzeituntersuchung mit Hilfe der 24-Stunden-Blutdruckmessung.

> **Einen das ganze Leben ständig gleich bleibenden Blutdruck von 130/80 haben nur ganz wenige Menschen. Diese sind dann meistens erblich unbelastet und körperlich sehr aktiv.**

Durch die kalkbedingte Wandstarre wird beim Älteren der Blutdruck um bis zu 50 fälschlich zu hoch gemessen. Eine starke Arterienverkalkung führt zu fälschlich erhöhten Blutdruckwerten. Ein derartiges Vorkommen ist besonders bei einer Tablettenbehandlung genau zu beachten.

Weitere Fehlerquellen sind Änderungen des Alltags mit

- starken körperlichen Anstrengungen oder
- seelischen Belastungen,
- Krankenstand oder
- ein stationärer Aufenthalt im Krankenhaus: Nach mehrtägigem Liegen oder Ruhen sinkt fast jeder erhöhte Blutdruck oder normalisiert sich auch ohne Medikamente!

Was ist erhöhter RR?

Als **normal** für den Erwachsenen bezeichnen wir einen Blutdruck, wenn der

1. Wert unter 135 – 140 und der
2. Wert unter 85 – 90 liegt.

»Grenzwerthochdruck« ist die Bezeichnung für den »Graubereich« zwischen 140/90 und 160/95.

Sichere **untere** Normgrenzen gibt es nicht. Viele Menschen fühlen sich mit Werten von 90/60 pudelwohl.

Man sollte deshalb auch mit der Bezeichnung »Normalwert« etwas zurückhaltender sein. Tatsächlich sind viele Normalwerte nur Durchschnittswerte, die an einer großen Zahl von Gesunden ermittelt wurden.

Die Blutdruck-Selbstmessung

Wer sich ein Blutdruckgerät anschafft, wählt heutzutage meist ein elektronisches Gerät. Erfahrungsgemäß macht der Umgang mit dem Stethoskop doch erhebliche Mühe.

Nachteilig bei elektronischen Messgeräten ist deren größere Empfindlichkeit (z. B. bei Armbewegungen), sodass rasch hintereinander oft sehr unterschiedliche Werte gemessen werden. Dennoch ist die

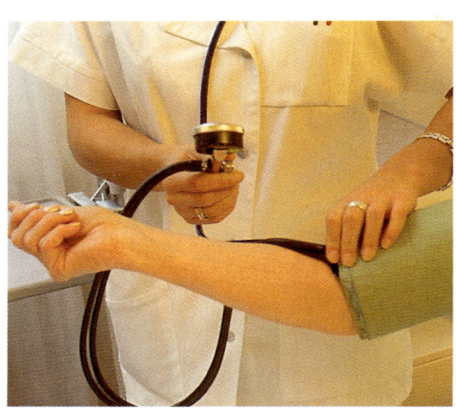

Traditionelles Blutdruckmessgerät.

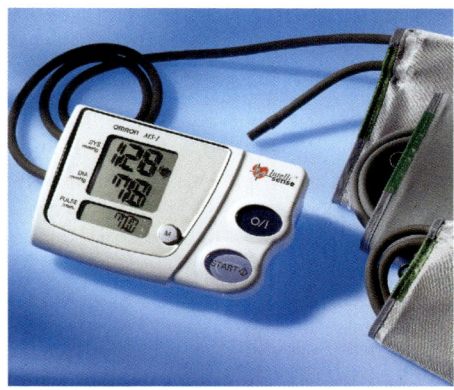

Elektronisches Blutdruckmessgerät
Die Messwerte können auf einen
Computer übertragen werden.

»Elektronik« gerade dann besser geeignet, wenn man etwas ungeschickt ist oder eine körperliche Behinderung hat. Probleme mit der Elektronik gibt es bei Herzrhythmusstörungen: Die gemessenen Werte sind eher zu niedrig. Man kann dies ausgleichen, indem man mehrmals hintereinander misst und den Durchschnittswert nimmt.

Trotz allen Fortschrittes: Das genaueste und robusteste Gerät bleibt das altmodische, umständliche Pump-Stethoskop-Gerät.

Die richtigen Schritte bei Kauf und Messung:

1. Blutdruckgeräte kann man im Versandhandel bestellen, das empfehlenswerte »Ausprobieren« fällt dann allerdings weg.

2. Besser ist: Das Wunschgerät im Geschäft selbst ausprobieren!

Checkliste für den Gerätekauf:

■ »Probieren« sollte auf Anhieb klappen.

■ Das teuerste Gerät muss nicht das beste sein: Das Innenleben ist bei den meisten Geräten völlig identisch.

■ Auf »Kleinigkeiten« achten: Ist die Ableseskala auch ohne Brille gut ablesbar?

■ Lässt sich die Manschette problemlos reinigen?

■ Ist das Gerät zu empfindlich gegen Stoß, Druck, Temperatur?

■ Schaltet sich die Elektronik nach Messende von selbst ab?

■ Wie viele Messungen sind mit der Batterie möglich?

■ Gibt es ein Geräte-Service? Wie hoch sind die Servicekosten? Gibt es eine Garantie?

■ Beachte: Bei älteren »Elektronischen« zahlt sich eine Reparatur meist nicht aus!

■ Handgelenks- und Fingerpulsgeräte sind ausreichend genau, dennoch sollte man vor ihrer Verwendung Vergleichsmessungen am Oberarm machen. Begründung: Bei älteren Patienten wurden öfter die 1. Werte am Handgelenk niedriger gemessen als am Oberarm.

3. Handhabung und die Technik der Messung genau erklären lassen.

19

4. Am Anfang häufige Messungen zu verschiedenen Zeiten machen. Messergebnisse notieren.

5. Die Blutdrucktabellen dem behandelnden Arzt zeigen und die Ergebnisse vom Arzt bewerten lassen.

6. Mit dem Arzt halbjährlich die Technik der Messung üben.

7. Alle 2 Jahre das Gerät eichen lassen.

Die 24-Stunden-Blutdruckmessung

Ein kleines, tragbares Gerät bläst mittels Elektromotor über eine – unter der Kleidung unsichtbare – Schlauchverbindung die angelegte Manschette auf. Die digitalisierte Elektronik des Kästchens »merkt«

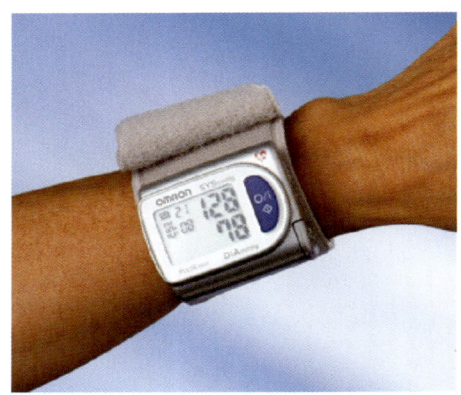

Blutdruckmessgerät für das Handgelenk

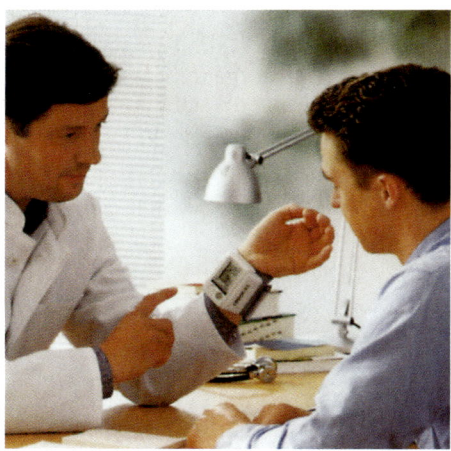

Blutdruckmessgerät – vor dem Kauf – erklären lassen!

sich alle Werte. Alle gespeicherten Blutdruckwerte können nach der 24-stündigen Messung über einen PC aufgerufen, protokolliert und auf Papier ausgedruckt werden. Üblicherweise programmiert der Arzt das Gerät in der Zeit von 6 Uhr früh bis 22 Uhr auf 4 Messungen pro Stunde und in den Nachtstunden von 22 Uhr bis 6 Uhr auf 1 Messung pro Stunde.

Die Zeitabstände können für alle Berufsgruppen wie Schicht- oder Nachtarbeiter individuell eingestellt werden. Zusätzlich gibt es eine Erfordernistaste. Wird diese gedrückt, z. B. bei Beschwerden, erfolgt jeweils eine außertourliche Messung.

Üblicherweise liegen die Nachtwerte um 10 % niedriger als die durchschnittlichen Tageswerte. Dies ist nicht der Fall bei schwerem Bluthochdruck und unzureichender Wirkung einer tagsüber genommenen Blutdruckpille.

Die Vorteile
der 24-Stunden-Messung:

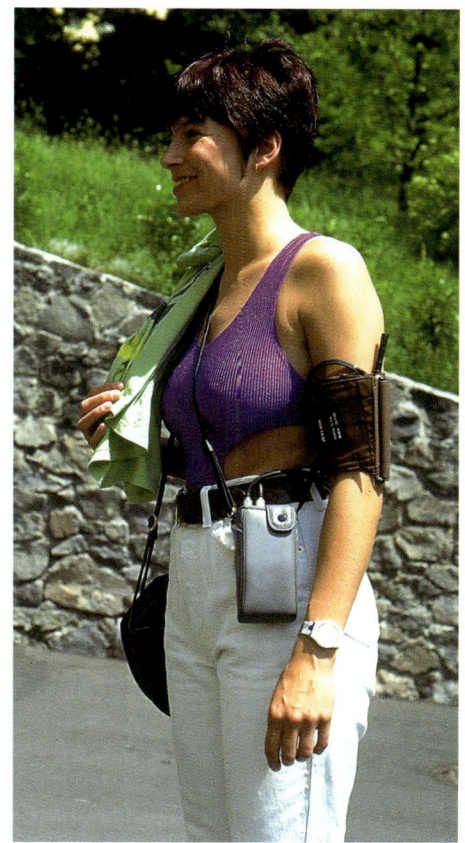

- Es ist in der häuslichen und beruflichen Umgebung eine Dauermessung ohne Beeinflussung des Arztes möglich.

- Die Dauermessung gibt Aufschluss über die Beanspruchung des Kreislaufes durch den Beruf. Das Gerät wird unsichtbar unter der Kleidung getragen. Bis auf Schwimmen ist jede körperliche Tätigkeit einschließlich Geschlechtsverkehr möglich.

- Die übliche Tages- und Nachtbelastung ist gleichsam unmerklich feststellbar.

- Jede Blutdruckeinstellung wird wesentlich genauer. Man hat die Chance, in der Behandlung sozusagen einen Maßanzug zu bekommen.

- Die Methode der 24-Stunden-Messung ist immer dann empfehlenswert, wenn einzelne Messwerte keine ausreichende Klarheit über die Höhe des tatsächlichen Blutdruckes bringen. Immer dann also, wenn Selbstmessungen und ärztliche Messungen große Unterschiede zeigen und wenn ein Missverhältnis zwischen Blutdruck, gefühlsmäßigem Befinden und sonstigem Organbefund besteht.

24-Stunden-Blutdruck-Messung.

Ein häufiges Ergebnis der 24-Stunden-Messung: Bei den meisten medikamentös behandelten Blutdruckpatienten kann die Dosis vermindert oder das Mittel überhaupt weggelassen werden.

Bei jedem gemessenen Blutdruckwert sollten wir daran denken: Dieser jetzt gemessene Wert ist nur einer von ca. 120.000 im Zeitraum von 24 Stunden.

EKG und Belastungs-EKG

Die Ableitung der elektrischen Herzströme kann wichtige Aufschlüsse für die Blutdruckdiagnose und -behandlung bringen. In besonderen Fällen ist ein Speiseröhren-EKG nötig. Dazu muss man eine elektrische Sonde schlucken, die dann im unteren Speiseröhrendrittel (liegt dem Herzen eng an) platziert wird.

Eine Aussage über die Pumpleistung des Herzens kann das »Ruhe-EKG« nicht treffen. Dazu benötigt man das »Belastungs-EKG«, die »Ergometrie«.

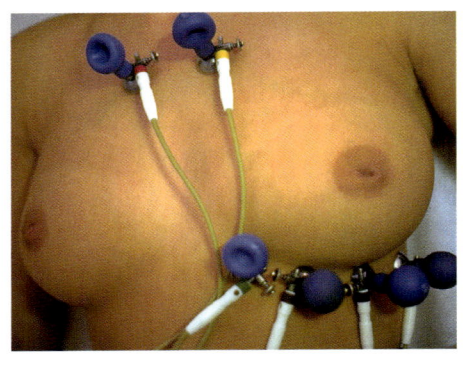

Das Ruhe-EKG.

Die Leistung wird bei der Ergometrie in Watt angegeben.

Wie viel Watt entsprechen welcher Leistung?

Wattanzahl	Tätigkeit
25	Ebenerdiges Spaziergengehen.
50	Marschieren mit 4 km/h. Radfahren mit 10 km/h. Stetes langsames Treppensteigen. Schwimmen mit 20m/min.
65	Radfahren mit 12 km/h.
75	Geschlechtsverkehr. Radfahren mit mäßiger Steigung. Schnelles Treppensteigen.
85	Radfahren mit 15 km/h.
100	Schnelleres Treppensteigen, je 2 Stufen auf einmal. Joggen.
90 – 120	Tanzen.
125 – 150	Geländelauf. Steiles Bergangehen.
150 – 175	Schiwandern mit 7 – 10 km/h. Radfahren mit 20 km/h.
165	Laufen mit 9 km/h.
190	Brustschwimmen mit 50 m/min.
225	Fußballspielen. Laufen mit 15 km/h.
230	Kraulschwimmen mit 50 m/min.
250	Schwerarbeit im Bergbau.

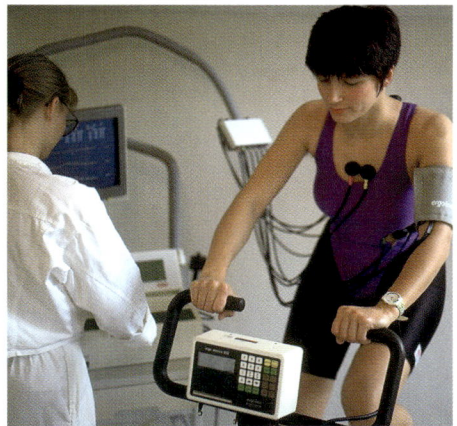

Belastungs-EKG am Fahrrad.

Am gebräuchlichsten ist der Test auf dem »Fahrrad«. Die Aussagekraft des Belastungs-EKG's ist ungleich höher als die des normalen EKG's. Wenn das Herz auf vollen Touren läuft, treten Schwächen des Organs viel eher zu Tage. Die wichtigste Frage im Zusammenhang mit Bluthochdruck ist: Besteht unter Belastung ein höherer Blutdruck als für die gewählte Belastungsstufe üblich ist? Wenn ja, handelt es sich in so einem Fall um einen so genannten »Belastungshochdruck«.

Was ist normal?

Für normaltrainierte, nicht übergewichtige Menschen kann gelten: Die kg Körpergewicht mal 3,0 (bei Frauen 2,5) minus 10 % für jedes Lebensjahrzehnt ab dem 30. Lebensjahr ergibt die durchschnittlich erreichbare Wattanzahl bei voller Ausbelastung.

Meine Wattanzahl beträgt _____

Die pulsabhängige Ausbelastung errechnet sich durch 220 minus Lebensalter.

Meine Pulsanzahl beträgt _____

Das Belastungs-EKG kann durch verschiedene Umstände beeinträchtigt werden:

- Schlafmangel,
- Alkohol und Nikotin,
- Trainingsmangel,
- schlechte seelische Verfassung und
- Gelenkbeschwerden.

Von einer Belastung muss man bei allen schweren Herz- und Lungenleiden, bei einem Ruheblutdruck von 200/110 und ausgeprägter Blutarmut Abstand nehmen.

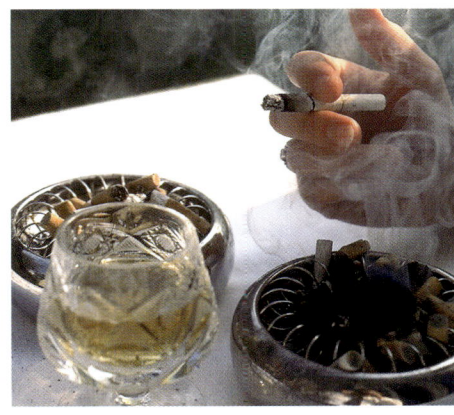

Alkohol und Nikotin verschlechtern die Herzleistung.

Zusatzuntersuchungen

Das Langzeit-EKG

Es kommt dann zum Einsatz, wenn man Rhythmusstörungen des Herzens vermutet, die sich aber während der ärztlichen Untersuchung nicht gezeigt haben.

Herzultraschall

Besonders gut lassen sich mit Ultraschall die Herzwände und -klappen untersuchen. Auch die blutdruckbedingte Gefahr einer Herzwandverdickung lässt sich damit rechtzeitig erkennen.

In besonderen Fällen wird die Untersuchung von der Speiseröhre aus gemacht, man muss dazu – so wie bei der Magenspiegelung – einen Schlauch schlucken. An der Spitze des Schlauches sitzt die Ultraschallsonde, die von der Speiseröhre das ihr anliegende Herz mit Schallwellen abtastet.

Beim »Stressultraschall« wird der Herzultraschall während einer Fahrrad-Belastung gemacht. Schwächen, die nur unter körperlicher Belastung auftreten, können damit rechtzeitig erkannt werden.

Gefäßultraschall (»Doppler-Untersuchung«)

Man verwendet dazu eine Sonde, die an den Pulsstellen des Körpers angelegt wird. Verkalkungsbedingte Engstellen können damit erkannt werden.

Immer wichtig ist die Ultraschalluntersuchung der Halsschlagadern (»Carotisdoppler«).

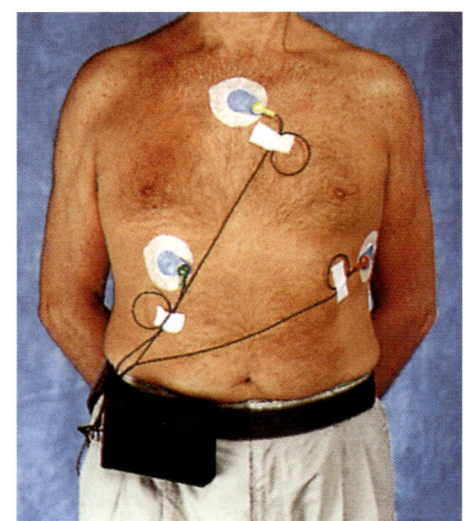

Das Langzeit-EKG ist bei der Hochdruckdiagnose eine wertvolle Zusatzuntersuchung.

Die radioaktive Untersuchung des Herzens

Sie wird in Ruhe und unter Belastung durchgeführt. Das Prinzip: In die Blutbahn gebrachte radioaktive Teilchen werden von den Herzmuskelzellen angesogen. Je schlechter die einzelne Herzmuskelfaser ist, um so weniger Teilchen werden gespeichert. An der Art der Speicherung kann man mit dem Geigerzähler defekte Herzmuskelareale nachweisen. Die Strahlenbelastung ist gering.

Mit der Radionuklidventrikulographie lassen sich die Herzkammern gut darstellen. Wichtig nach Operationen und Infarkten.

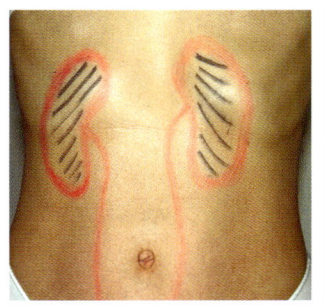

So
liegen
die Nieren
im Körper.

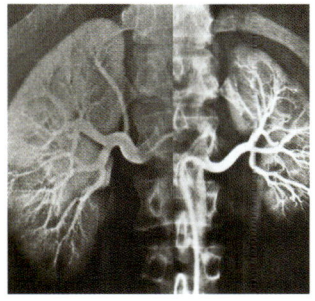

Kontrast-
mittel-
Röntgen
der Nieren.
Links:
Schrumpf-
niere.

Ultraschall und Röntgen der Nieren

Die Untersuchung ist einfach, rasch und schmerzlos durchzuführen. Zu erkennen und zu messen sind Form, Lage und Größe der Nieren, Nierenbecken und Harnleiter.

Der Befund hat – gemeinsam mit dem Labor – eine sehr hohe Aussagekraft darüber, ob die Nieren gesund sind.

Ultraschnelle Computertomographie

Da sich das Herz mit einer Geschwindigkeit von 50 mm/sec bewegt, ist es für die »normale« Computertomographie zu schnell. Mit dem ultraschnellen CT können sogar verengte Herzkranzgefäße präzise dargestellt werden.

SPECT

Die »rotierende Kamera« ist eine Kombination aus Computertomographie und radioaktiver Messung. Der besondere Vorteil dabei ist, dass man eine fehlerhafte Herzdurchblutung räumlich genau orten kann.

PET

Stoffwechselstörungen des Herzens können genau untersucht werden.

Magnetresonanz

Diese »strahlungslose« Untersuchung erfolgt durch ein starkes Magnetfeld. Es lassen sich wichtige Aufschlüsse besonders auch über die Herzkranzgefäße erzielen.

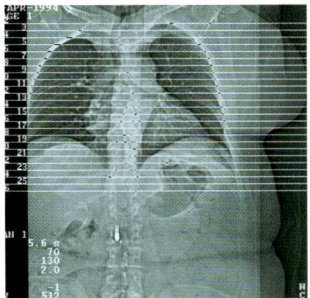

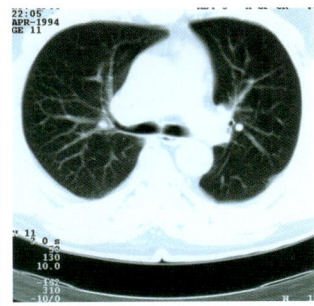

Computertomographie
des Herzens
und der Brustorgane.

Der Gefäßkatheter

Das Röntgen der Blutgefäße erlaubt den Nachweis von Gefäßveränderungen.

Bei der »DSA-Methode« genügt die Einspritzung eines Kontrastmittels in die Blutadern.

Bei der Angiographie wird ein Katheter direkt in die Schlagadern eingeführt.

Der Herzkatheter

Von der Oberschenkelschlagader aus werden feinste Schläuche ins Herz und von dort in die Herzkranzgefäße geschoben.

Durch Einspritzen von Kontrastmittel lassen sich die Blutgefäße des Herzens darstellen. Auch Ultraschallbilder von der Innenwand der Kranzgefäße sind möglich. Das Verfahren heißt »Koronaroskopie«. Für die Untersuchung wird nur die Punktionsstelle vereist.

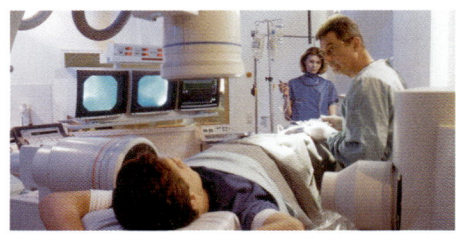

Augenärztliche Untersuchung

Der Augenarzt prüft die Beschaffenheit des Augenhintergrundes. Zeigen sich Blutungen an der Netzhaut, ist dies ein wichtiger Hinweis auf einen schwer verlaufenden Bluthochdruck.

Typische »Blutdruckzeichen« an der Netzhaut sind:

- Verengungen,
- Kreuzungszeichen,
- »Baumwollherde« (cotton wools, das sind Ausschwitzungen von Eiweiß) und
- Blutungen.

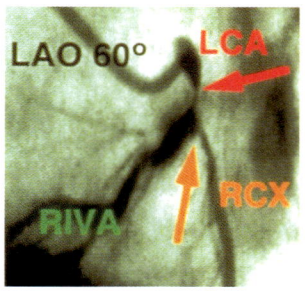

Hauptstammstenose der linken Koronararterie (LCA) und Abgangsstenose des Ramus circumflexus (RCX).

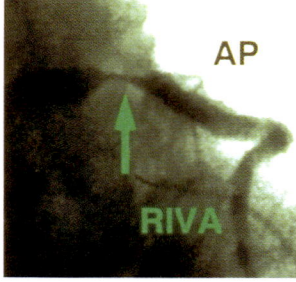

Stenose des Ramus interventricularis anterior (RIVA) der linken Koronararterie.

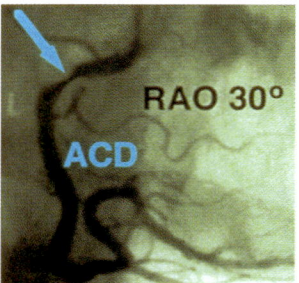

Stenose der rechten Koronararterie (ACD).

Untersuchung der Herzkranzgefäße (»Herzkatheter«).

Das Blutdrucklabor

Die wichtigsten Daten bestehen aus Blutsenkung, Blutbild, Blutgerinnung, Mineral-
stoffen, Nierenfunktion, Schilddrüse und
den »Risikofaktoren« Blutzucker, Cholesterin, Blutfette und Harnsäure.

Blutsenkung 5 – 25
Blutbild
Rote Blutkörperchen 4 – 5,5 Millionen
Roter Blutfarbstoff 12 – 18
Blutdicke 36 – 50
Weiße Blutkörperchen bis 10.000

Blutgerinnung (Quickwert) 70 – 130
Mineralstoffe
Kalium 3,5 – 5,5
Natrium 135 – 151

Nierenfunktion
Nierenwert (Kreatinin) 0,6 – 1,1
Harnstoff 10 – 50

Leberfunktion
GOT 2 – 18

Stoffwechsel-Risikofaktoren
Blutzucker 70 – 110
Cholesterin 120 – 200
Triglyzeride 40 – 160
Harnsäure 2 – 6

Dazu kommen noch die Prüfung von Sau-
erstoff- und Kohlendioxidgehalt im Blut
und eine genaue Prüfung des Harnes. Bei
Verdacht auf Hormonbluthochdruck ist die
Bestimmung von Hormonen wie der »Va-
nillinmandelsäure« erforderlich.

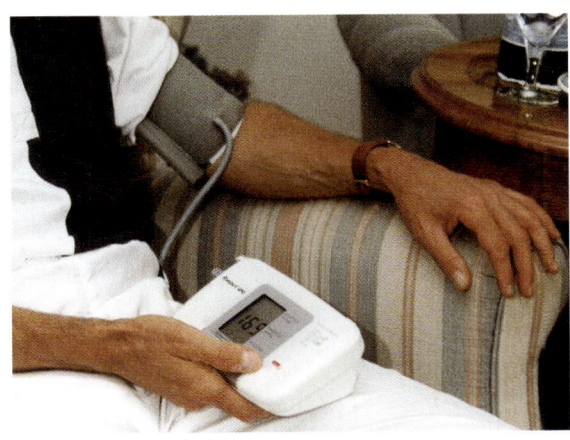

Der allgemeine Bluthochdruck

Von Bluthochdruck spricht man, wenn die Blutdruckwerte auf Dauer höher sind als 140/90. »Allgemein« heißt der Hochdruck, wenn sich keine organische Ursache dafür finden lässt. Bei ca. 95 % aller Blutdruckpatienten ist dies der Fall. Ein »organisch bedingter« Bluthochdruck wird diagnostiziert, wenn organisch fassbare Ursachen für die Blutsteigerung gefunden wurden.

Liegen die 1. Blutdruckwerte ständig bei 140 und/oder die 2. Blutdruckwerte zwischen 90 und 95 liegt ein »Grenzwert-Bluthochdruck« vor.

Die Weltgesundheitsbehörde (WHO) klassifiziert die **Schwere des Hochdruckes** nach dem **Ausmaß der Organschädigung.**

Stadium I: Keine Organveränderungen durch den Bluthochdruck.

Stadium II: Leichte Organschäden. Am Herz: Verdickung der linken Herzkammer. Am Augenhintergrund: Einengung der Netzhautschlagadern. An der Niere: Eiweiß im Harn.

Stadium III: Schwere Organveränderungen mit Herzschwäche, Hirndurchblutungsstörungen und Blutungen in die Netzhaut. Die 2. Blutdruckwerte liegen über 120 und es bestehen starke Be-

Eine andere Einteilung folgt der Höhe des Blutdruckes:		
	1. Wert	**2. Wert**
Optimal	unter 120	unter 80
Normal	unter 130	unter 85
Hoch-Normal	130 – 139	85 – 89
Hochdruck I. Grades (mild)	140 – 159	90 – 99
Untergruppe Grenzwert	140 – 149	90 – 94
Hochdruck II. Grades (mäßig)	160 – 179	100 – 109
Hochdruck III. Grades (schwer)	180 – 209	110 – 119
Hochdruck IV. Grades (sehr schwer)	210 oder darüber	120 oder darüber
Isolierter systolischer Hochdruck	bei oder über 140	unter 90
Untergruppe: Grenzwert	140 – 149	unter 90

schwerden aufgrund blutdruckbedingter Organkomplikationen.

Fällt man gemäß dieser Einteilung nach dem 1. und 2. Wert in verschiedene Gruppen, so wird zur Beurteilung der jeweils höhere Wert herangezogen.

Die Ursachen des allgemeinen Bluthochdruckes sind grundsätzlich ungeklärt. Der Prozess der Entstehung des Bluthochdruckes gründet sich auf viele Umstände, man spricht von einer »Mosaiktheorie«. Alles spricht dafür, dass die Vererbung eine absolut dominierende Rolle spielt.

Die größte Rolle für den Bluthochdruck spielt die Vererbung.

Oft findet man folgendes Umfeld: Hoher Blutdruck in der Familie, Übergewicht, reichlicher Kochsalzverzehr bei vorwiegend tierischer Kost, ständiger Alkoholkonsum, Rauchen, Bewegungsmangel und Stressbelastung.

Bei vielen Hochdruckpatienten laufen hormonelle Vorgänge in der Nebenniere schneller ab. Das ganze innere Nervensystem steht unter erhöhter Spannung.

Fast 3/4 der Familienangehörigen haben auch einen hohen Blutdruck. Es ist für die allgemeine Hochdruckform typisch, dass die Symptome häufig wechseln. Der Beginn liegt meistens zwischen dem 30. und dem 50. Lebensjahr.

Anfänglich sind stärkere Druckerhöhungen vor allem unter Belastung feststellbar. Auffällig oft gesehene »Gesellschafter« sind Fettsucht, Gefäßleiden, Zuckerkrankheit und Gicht.

Diagnose des nichtorganischen Bluthochdruckes

1. Organisch bedingte Ursachen müssen ausgeschlossen werden, um diese Blutdruckform als »allgemein« bezeichnen zu dürfen.

2. In 1/3 der Fälle sieht man eine Vermehrung der roten Blutkörperchen und der Harnsäure.

Alle weiteren Laborproben zum Nachweis oder Ausschluss des Allgemeinbluthochdruckes sind ohne Bedeutung; das heißt: Ein völlig normales Labor spricht nicht gegen die Diagnose.

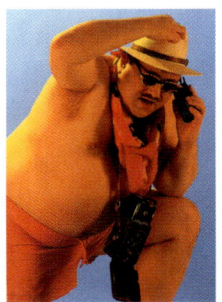

Symptome des hohen Blutdruckes

Von 100 Menschen leiden 15 an hohem Blutdruck. Über 1/4 aller ernsten Komplikationen nach Überschreiten des 40. Lebensjahres gehen auf hohen Blutdruck zurück. Ob man mit Bluthochdruck sein Wohlbefinden erhält und ein hohes Alter erreichen kann, hängt von 3 Umständen ab:

- rechtzeitiger Diagnose,
- rechtzeitigem Beginn einer Behandlung und
- Ursache des hohen Blutdruckes.

Es ist daher wichtig, mögliche Symptome des Bluthochdruckes zu kennen.

Wichtig zu merken ist:

Wenn man bei hohem Blutdruck keine Beschwerden hat, heißt das nicht, dass der Bluthochdruck ungefährlich ist oder nicht behandelt werden muss.

Die Feststellung des erhöhten Blutdruckes ist meistens ein Zufallsbefund!

Obwohl man diese Liste noch weiterführen könnte, sollte man darauf achten, dass man bei Bluthochdruck **4 »Symptomszenen«** haben kann:

Welche Beschwerden kann man bei Bluthochdruck haben?

- Nervosität und Gereiztheit.
- Kopfschmerzen, besonders nachts und morgens.
- Schlafstörungen.
- Konzentrationsstörungen.
- Schwindel, ohne dass die Körperlage verändert wird.
- Ohrensausen.
- Sehstörungen.
- Nasenbluten.
- Blasse Gesichtsfarbe.

- Leistungsabfall.
- Druck- und Engegefühle in der Herzgegend.
- Herzrasen oder Spüren des Herzschlages.
- Starkes Pulsieren der Halsschlagadern.
- Atemnot bei Belastung kann ein Hinweis auf eine Schwächung der linken Herzkammer sein.
- Impotenz.

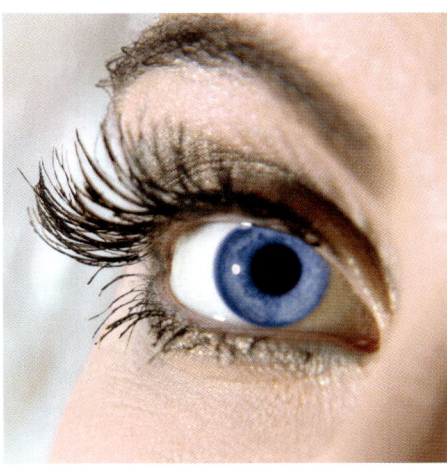

Bei Bluthochdruck treten oft auch Sehstörungen auf.

Allgemein am stärksten betroffen sind:

- Gefäße,
- Herz und Augen,
- Gehirn und Nieren.

Am frühesten zu krankhaften Zeichen kommt es am Herzen. Die linke Herzwand verdickt sich und die **Kranzgefäße** werden eingeengt. An Symptomen verspürt man Herzenge und Extraschläge. Nachzuweisen ist dies durch Ultraschall und EKG.

Die Niere verkalkt wie ein alter Wasserboiler. Im Harn tauchen Eiweiß und Blut auf. Die Niere verliert die Fähigkeit, den Harn zu konzentrieren, daher werden – als ein Versuch des Ausgleiches – große Harnmengen ausgeschieden. Im Endstadium findet sich die Schrumpfniere mit den Symptomen der Harnvergiftung.

Vordergründig können auch die **Hirnsymptome** sein: Schwindel, Kopfschmerzen und nachlassende Konzentration. Das

1. **Keine** Beschwerden. 85 % aller Patienten mit mildem Hochdruck haben keine Beschwerden.

2. **Ein** einziges, gelegentlich auftretendes Symptom, z. B. Kopfschmerzen.

3. **Mehrere** Symptome, immer oder nur in bestimmten Situationen, z. B. bei Aufregungen.

4. **Viele** Symptome auf Dauer.

Trotz der vielen Arten des Bluthochdruckes sind die möglichen Komplikationen fast alle dieselben. Ob Komplikationen überhaupt auftreten, hängt von der Dauer und dem Ausmaß der Krankheit ab.

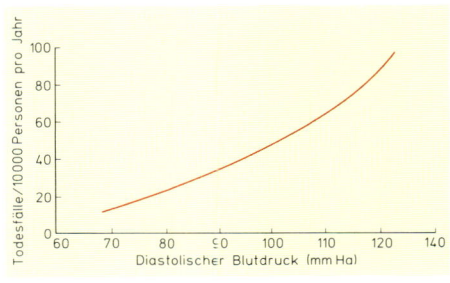

Mit der Höhe des 2. Blutdruckwertes steigen die Komplikationen an Herz und Kreislauf.

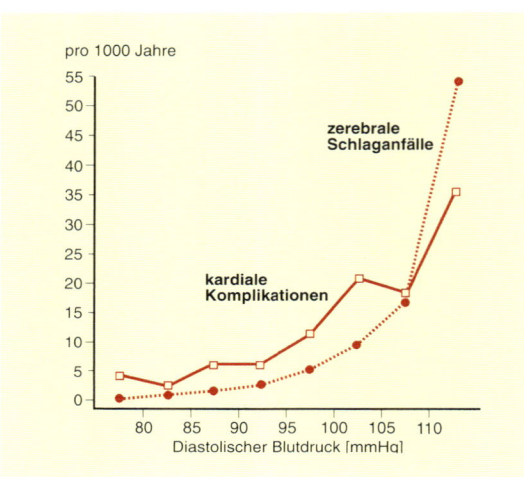

pro 1000 Jahre

zerebrale
Schlaganfälle

kardiale
Komplikationen

Diastolischer Blutdruck [mmHg]

Mit steigendem
2. Blutdruck-
wert steigen
Schlaganfälle
stärker an als
Herzinfarkte.

Gehirn arbeitet langsamer, es kommt zu Persönlichkeitsveränderungen mit Sprachstörungen und Parkinsonzittern.

Von häufigen, kleinen Schlaganfällen (»Schlagerl«) sind bleibende Schäden zu befürchten.

In schweren Fällen mit Gehirnbeteiligung kann es auch zu Erblindung und zu gravierenden Störungen des Bewusstseins kommen. Am Augenhintergrund verkalken die Blutgefäße. Die Engstellung der Gefäße nennt man »Kupferdrahtarte-

rien«, in fortgeschrittenen Fällen werden daraus »Silberdrahtarterien«. Druckbedingte Ausschwitzungen von Eiweiß nennt man »Baumwoll-Herde«. Man bekommt sozusagen ein »Raucherbein« des Auges. Abhebungen der Netzhaut mit teilweiser oder vollständiger Erblindung des Auges folgen.

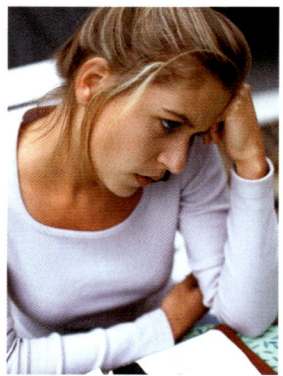

Die Behandlung des Bluthochdruckes

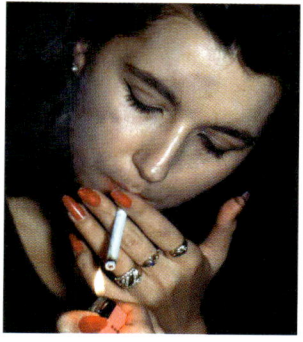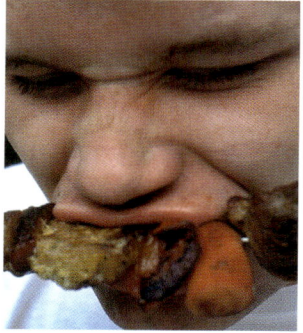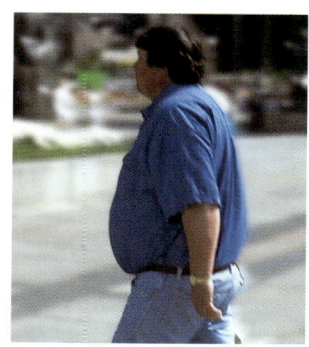

Rauchen, fettes cholesterinreiches Essen und Übergewicht:
Schrittmacher zu hohem Blutdruck.

Bluthochdruck behandeln, heißt zuerst einmal Beseitigung der Risikofaktoren für den Bluthochdruck.

Die stärksten Risikofaktoren für Bluthochdruck sind:

- Übergewicht,
- Alkohol,
- Bewegungsmangel,
- salzreiche Kost,
- Zuckerkrankheit,
- Cholesterin- und Fettblut,
- Zigarettenrauchen,
- Alter über 60 Jahre,
- Männer und Frauen nach dem Klimakterium,
- gehäuftes Vorkommen von Herz-Kreislauf-Krankheiten in der Familie: »Erblichkeit«.

Hoher Blutdruck ist trotz der Erblichkeit nichts Schicksalhaftes. Die ursächlich bekannten Blutdruckarten lassen sich in einem hohen Prozentsatz durch eine Operation heilen, die anderen Formen wenigstens am Fortschreiten entscheidend behindern.

Vor einer Behandlung bzw. Überwachung müssen sich Arzt und Patient einen Fragenkatalog vorlegen.

10 Fragen betreffend hohen Blutdruck

1. Mit welchen Methoden muss er behandelt werden?

2. Gibt es eine Operation zur Heilung?

3. Gibt es eine heilende Behandlung ohne Operation?

4. Kann ohne Medikamente Entscheidendes erreicht werden?

33

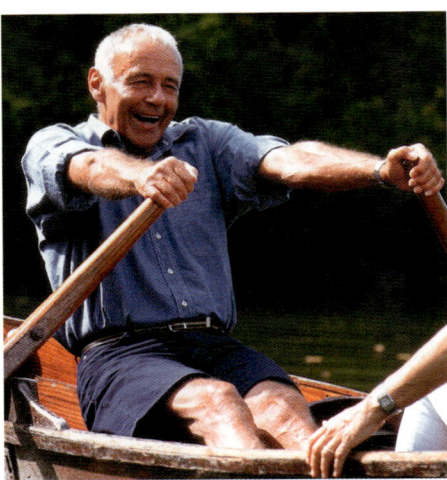

Nach dem 60. Lebensjahr steigt – bei den meisten Menschen – der Blutdruck an.

5. Was kann eine Diät bewirken?

6. Muss salzarme Kost durch Wassertreiber unterstützt werden?

7. Soll man nur ein Mittel oder mehrere Medikamente nehmen?

8. Welche Nebenwirkungen der Pillen müssen beachtet, können in Kauf genommen, sollen unbedingt vermieden werden?

9. Welche Zusatzleiden müssen behandelt werden?

10. Gibt es Zusatzleiden, welche die medikamentöse Behandlung erschweren und den Einsatz gewisser Mittel überhaupt verbieten?

Besonderes Interesse verdienen

- die Herzschwäche,
- das Bronchialasthma (keine Betablocker!),
- Zuckerkrankheit und Gicht,
- Leber- und Geschwürleiden,
- Nierenkrankheiten und Störungen der Blutsalze,
- Nervenkrankheiten wie etwa Depressionen.

Der milde Hochdruck

Hier beginnt die Behandlung. Es handelt sich um den Blutdruckbereich von 140/90 bis 160/95.

Das Problem besteht in der Vorhersage des Krankheitsverlaufes. Ein Teil der »Milden« bekommt nach ca. 5 Jahren schwankender Blutdruckwerte einen dauerhaften Bluthochdruck. Der andere Teil hingegen bleibt im Wesentlichen gefäßgesund und von Komplikationen verschont.

Wie also soll man vorgehen?
Am besten so:

1. Der Blutdruck wird einen Monat lang dreimal pro Woche, jeweils in Ruhe, gemessen. Dazu Ergometerbelastung beim Arzt.

2. Ergeben die Messungen einen 2. Wert über 90 oder einen krankhaft hohen Druck unter Belastung, wird ein weiteres Monat lang täglich gemessen.

3. Ist dabei der 2. Wert oft über 100, beginnt die Behandlung. Ist der 2. Wert

unter 100, wird 3 Monate lang weiter beobachtet und es werden allgemeine Maßnahmen (Ruhe usw.) gesetzt. Noch keine Medikamente.

Ist der 2. Wert nach diesen 3 Monaten oft über 95, beginnt die Behandlung.

Ist der 2. Wert unter 95, wird weitere 3 Monate beobachtet. Es folgen Allgemeinmaßnahmen wie Ruhe und salzarme Kost, aber noch keine Medikamente.

4. Das ein- bis zweimalige wöchentliche Blutdruckmessen wird fortgesetzt. Mit den Allgemeinmaßnahmen soll der 2. Wert dauerhaft auf unter 90 gesenkt werden.

Behandlungsziel ist immer ein 2. Blutdruckwert unter 90.

Gemeint sind mit diesen Maßnahmen:

Gewichtsnormalisierung, regelmäßige körperliche Tätigkeit (Sport), Salzbeschränkung, Einstellen des Rauchens, Diät gegen Cholesterin- und Fettblut, also insgesamt Beseitigung der Risikofaktoren.

Ist eine medikamentöse Behandlung des milden Hochdruckes nötig, verschreibt der Arzt vorwiegend Betablocker, Kalziumhemmer, Wassertreiber oder ACE-Hemmer.

Die übliche Behandlungsdauer ist 1 – 2 Jahre; danach wird für 2 – 3 Monate (unter Kontrolle) eine Pause gemacht.

Bleibt der Druck ohne Behandlung normal, sollte regelmäßig weitergemessen werden. Wenn der Druck in der Behandlungspause wiederum ansteigt, beginnt die Behandlung erneut.

Unter welchen Umständen neigt der milde Hochdruck zum Übergang in einen Dauerhochdruck?

Diese Neigung besteht bei:

■ familiärer Belastung,

■ Übergewicht,

■ Cholesterin- und Fettblut,

■ Zuckerkrankheit,

■ Nierenkrankheiten,

■ Rauchen,

■ Einnahme der Pille und

■ Gefäßschäden.

Man sieht also, dass man gut zur Hälfte sein weiteres Blutdruckleben selbst in der Hand hat. Vieles spitzt sich wiederum auf die Risikofaktoren zu.

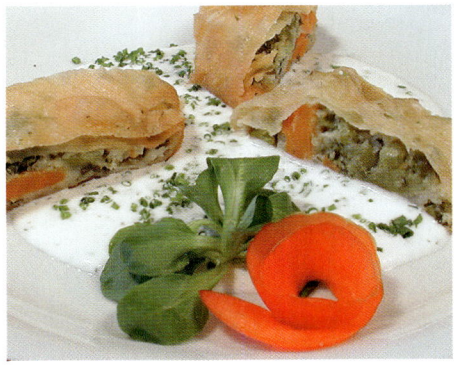

Ernährungsgewohnheiten umstellen!

Der Dauerhochdruck

Die Behandlung ist umso ärmer an Komplikationen, je früher sie einsetzt.

Wann setzt sie ein? Immer dann, wenn der 1. (»systolische«) durchschnittliche Blutdruckwert zwischen 140 und 180 und/oder der 2. (»diastolische«) Blutdruckwert bei wiederholten Messungen bei 90 – 110 oder darüber liegt.

Bluthochdruck behandeln, heißt nicht automatisch »Medikamente einnehmen«.

Immer muss daran gedacht werden, ob nicht die Ursache des hohen Blutdruckes, z. B. eine Gefäßverengung in der Niere, beseitigt werden kann.

Jede nichtursächliche Behandlung, also Allgemeinmaßnahmen und Medikamente, behandelt ja nur das **Symptom** »hoher Blutdruck«.

Mit einem auf Gesundheit bedachten Lebensstil einschließlich kochsalzarmer Kost lässt sich der Blutdruck bei einem Drittel der Patienten auf normale Werte bringen.

Die 3 Säulen der Blutdruckbehandlung sind:

- Lebensstil,
- Diät mit kochsalzarmer Kost und die
- Einnahme von Blutdrucksenkern.

Die nichtmedikamentöse Behandlung

Mit einer Lebensstiländerung sollte man schon im »Fast-noch-Normalbereich« beginnen, da wissenschaftlich erwiesen ist, dass Herzkomplikationen schon über dem normalen Bereich von 120/80 deutlich zunehmen. Besonders dankbar für die Lebensstiländerung ist der milde Hochdruck.

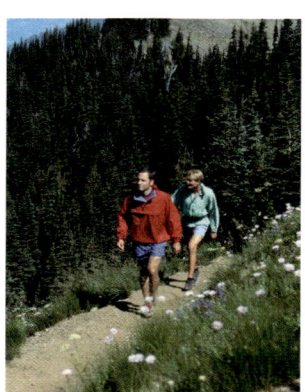 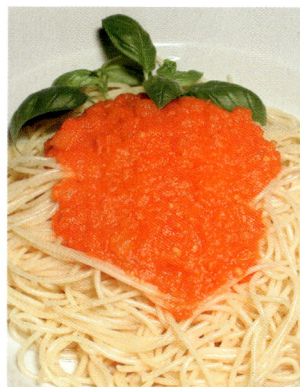 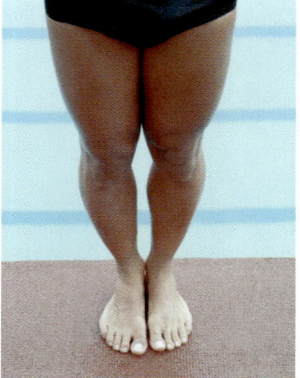

Nichtmedikamentöse Blutdrucksenkung: Ausdauertraining, fettarme Kost, Gewichtsnormalisierung.

Welche Maßnahme	wirkt auf den Blutdruck?	schützt das Herz?
Gewichtskontrolle	+++	++
Alkoholreduktion	+++	+
Salzbeschränkung	++	?
Körperliche Bewegung	++	++
Vegetarische Kost	+	++
Fisch-Diät	+	+++
Nichtrauchen	−	+++

Legende: + wirkt günstig / ++ wirkt sehr günstig / +++ wirkt besonders günstig / − wirkt nicht / ? fraglich

Jede erfolgreiche Änderung des Lebensstils senkt erhöhten Blutdruck, somit das Herz-Kreislauf-Risiko und verstärkt die Wirkung der meisten blutdrucksenkenden Mittel.

Die wirksamsten Maßnahmen sind Gewichtsverminderung, Salzbeschränkung, körperliche Aktivität und Nichtrauchen.

Lebensstil

Rauchen

Rauchen Sie nicht! Zigarettenrauchen fördert durch eine Gefäßverengung Bluthochdruck, Herzenge, Herzinfarkt, Schlaganfall und das Raucherbein.

Die Schädlichkeit des Rauchens erklärt sich nicht durch die Nikotinbelastung (diese führt »nur« zur Sucht), sondern durch die chronische Kohlenmonoxidvergiftung.

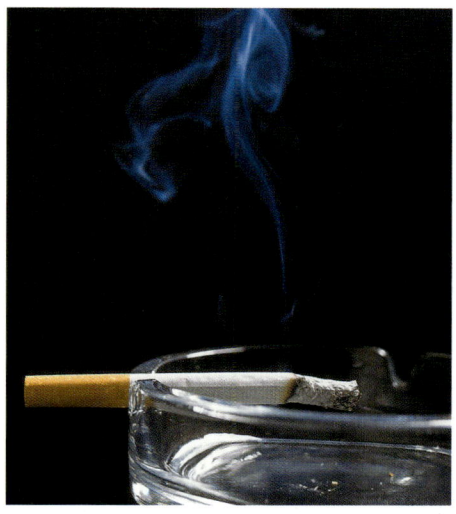

Hoher Blutdruck? Nicht rauchen! Beachte: Rauchen fördert und verschlimmert Bluthochdruck! Aber: Nichtrauchen senkt nicht den Blutdruck!

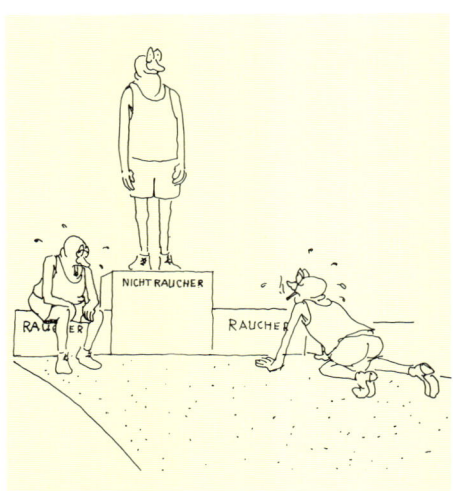

Ohne Worte ...

Nichtrauchen führt zu einer Risikosenkung zwischen 50 und 100 %. Ab 20 Zigaretten pro Tag wird Rauchen zu einem eigenständigen Risikofaktor.

Zaubermittel gegen den blauen Dunst sind noch nicht erfunden. Viele Mittel wie Nikotininhalatoren, -pflaster und -kaugummi und das Entwöhnungsmittel Zyban können aber das Suchtverhalten mildern und den Weg zum Nichtrauchen ebnen.

Die größten Chancen Nichtraucher zu werden – und zu bleiben – hat derjenige, der mit dem Rauchen von einem zum anderen Tag aufhört.

Gelingt ein »rauchfreies« Leben nicht, sollten die Zahl und Stärke der Zigaretten reduziert werden. Danach – neuen Anlauf nehmen!

Stressabbau

Nicht jede belastende Situation bedeutet »Stress«. Erst das Gefühl oder die Angst zu versagen, zu scheitern oder selbst unnütz zu sein, wirken als negativer Stress.

Damit etwas »stressig« ist, bedarf es der persönlichen Antwort des einzelnen Menschen. Nicht nur Überforderung, auch Unterforderung und Langeweile können negativen Stress verursachen. Im Allgemeinen verstehen wir unter Stress belastende Situationen mit schädlichen Auswirkungen auf den Organismus.

Die körperliche Antwort auf Stress ist die Ausschüttung von Adrenalin, eines stark anregenden Hormons. Adrenalin führt zur Blutdrucksteigerung, zu Herzjagen, Unruhe und Gereiztheit. Alles Merkmale, die bei hohem Blutdruck unerwünscht sind. Das Nichtbewältigen von Stress-Situationen kann zu einem selbstschädigenden Verhaltensmuster führen: Rauchen, Vielessen, Vieltrinken (Alkohol) und die Einnahme von Nervenmitteln. Alles Dinge, die den Bluthochdruck ungünstig beeinflussen können.

Zuerst müssen wir erkennen, welche Gedanken und welches Verhalten in uns Stress auslösen. Dabei ist immer zu bedenken: Gleiche Belastungen werden von jedem Menschen unterschiedlich erfüllt und bewertet. Wir müssen uns merken, dass schon die Art, wie wir Stress wahrnehmen und erleben, die Stressstärke vergrößert oder vermindert.

Als zusätzlichen Schritt sollte man einen vertrauensvollen Kontakt, beispielsweise mit dem behandelnden Arzt, aufbauen.

Im Weiteren geht es darum, möglichst oft über Stress zu reden. Dabei ist es wichtig, sich selbst und seine Mitmenschen immer wieder zu befragen, ob die Ängste und Sorgen einen Hintergrund haben, den man näher beleuchten sollte. Langfristig kann nur der die richtigen Antworten finden, der die richtigen Fragen stellt.

Hilfsmittel zum Stressabbau sind Sport, Geselligkeit, Hobbys und Entspannungsübungen, z. B. autogenes Training.

Regelmäßig und ruhig leben. Acht Stunden Nachtruhe. Hektik an freien Tagen und am Wochenende meiden. Es ist wichtig, auch seelisch eine Lebensstiländerung herbeizuführen. Dies gelingt mit einer positiven Lebenseinstellung, mit dem Abbau von Aggressionen und der Bewältigung von Konflikten.

20 – 30 % aller Patienten profitieren von Entspannungsmethoden wie Yoga, autogenem Training und Atemübungen. Nach 8 Wochen sinkt der 1. Wert um 11, der 2. um 9. Wichtig: Die angebotenen Kurse von Ihrem Arzt auf Seriosität prüfen lassen.

Urlaub + Kur + Kneipp sind Helfer gegen Bluthochdruck.

Urlaub

Machen Sie zweimal im Jahr Urlaub, wenigstens einmal 3 Wochen lang. Empfehlenswert sind Seeklima und waldreiche Lagen von 300 bis 1.000 m Seehöhe. Bei leichtem bis mittelschwerem Hochdruck sind auch Höhen bis 2.500 m erlaubt.

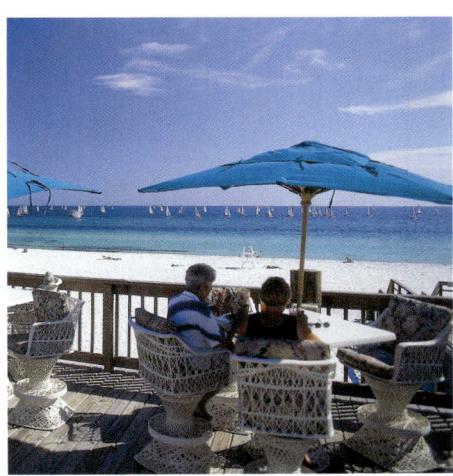 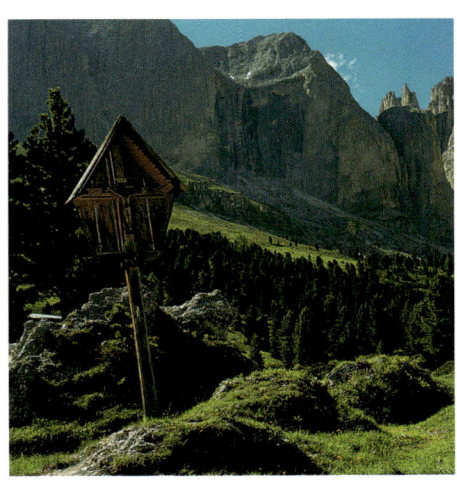

Urlauben am Meer oder auf der Alm kann sich günstig auf den Blutdruck auswirken.

Die Freizeit soll erholsam sein und keinen neuen Stress bringen. Passives Herumliegen an überfüllten und ruhelosen Stränden einschließlich »Sonnengrill« ist jedoch nicht geeignet.

Kur

Kuren bei Bluthochdruck? Kuren mit einer speziell blutdrucksenkenden Wirkung gibt es nicht.

Von den Gegnern einer Kurbehandlung wird ein Kuraufenthalt für den Blutdruckpatienten mit der Begründung nicht empfohlen, dass die Blutdrucksenkung nur vorübergehend sei.

Meine Meinung dazu: Viele Maßnahmen im Leben ganz allgemein und in der Medizin im Besonderen sind nur vorübergehend wirksam.

Wenn es einem Menschen mit hohem Blutdruck gelingt, in der beruhigenden **Kuratmosphäre**

■ zur Ruhe zu kommen,

■ neue klare Gedanken zu fassen,

■ den Körper in der stressfreien Atmosphäre des Kurortes zu trainieren,

■ mit anderen Menschen zwecks Meinungsaustausches über die Lebensführung ins Gespräch zu kommen und

■ unter ärztlicher Anleitung eine gesunde Lebensweise zu erlernen,

warum soll dann eine Kur sinnlos sein? Dass Kuren jeden Bluthochdruck bessern oder heilen könnten, muss deshalb nicht behauptet werden.

Kuranwendungen bei Bluthochdruck

Das Behandlungsziel ist eine allgemeine Entspannung und Umpolung des inneren Nervensystems. Konkret erreicht werden soll eine Erweiterung der Blutgefäße und eine verbesserte wirtschaftliche Arbeitsweise des Herz-Kreislauf-Systems.

Anzustreben ist die konsequente, engmaschige körperliche Aktivität. Die »Dosierung« muss langsam gesteigert werden mit leichter Gymnastik, langsamem Joggen (Traben) und regelmäßigen Spaziergängen.

Bei mildem Hochdruck bewähren sich Kohlensäurebäder. Man beginnt mit 34 °C und vermindert die Temperatur pro Bad jeweils um 1 °C. Durch den durchblutungsfördernden Effekt der Kohlensäure wird das Bad wärmer empfunden als es tatsächlich ist. Die Herzschlagfolge sinkt und die kleinen Blutgefäße in Armen und Beinen werden erweitert.

Zusätzlich günstig sind Hautabreibungen, Bürstenbäder und Bürstenmassagen zur Gefäßerweiterung.

Kneipp-Kur

Bei leichtem und mittelschwerem Bluthoch-druck ist eine Kneipp-Kur empfehlenswert. Wegen des **gesamtheitlichen** Konzeptes einer Kneipp-Kur ist in jedem Fall die »kurörtliche« bzw. »stationäre« Kneipp-therapie die bessere Möglichkeit. Man sollte sich also in eine Kneipp-Kuranstalt begeben und für den Aufenthalt 3 – 4 Wochen veranschlagen. Geboten werden Heilgymnastik, Wandern, Sport, Radfah-ren, Schwimmen, Bewegungsbäder, ge-sunde »magere« Kost und »viel Wasser«. Verboten sind alle **Kaltgüsse,** die den **ganzen** Körper betreffen.

Aus langjährigen Erfahrungen und Expe-rimenten – besonders dem »cold pressure Test« – weiß man, dass intensive Kaltreize den Blutdruck steigern können. Im kalten Tauchbad wurden Blutdruckspitzen von 235/150 gemessen! Seitdem diese Er-kenntnisse ärztliches Allgemeinwissen ge-worden sind, werden massive Kaltreize bei Bluthochdruck nur mehr sehr zurück-haltend angewendet. Zumindest am An-fang der Behandlung gibt man warmen und **wechselwarmen** Anwendungen den Vorzug. Die »kalte Phase« wird dabei auf einen Temperaturreiz von 18 – 20 °C be-grenzt. Die kalten Anwendungen macht man in nicht zu großer Ausdehnung als Knie-, Schenkel- und Armguss, Wassertre-ten und Lendenwickel.

Der Hochdruck-Patient erhält je nach Be-lastbarkeit des Herzens (vorher Belas-tungstest – »Ergometrie« – machen las-sen!) 1- bis 2-mal wöchentlich ein Halb-, Dreiviertel- oder Vollbad mit Fichtennadel-extrakt oder Melisse mit einer Temperatur

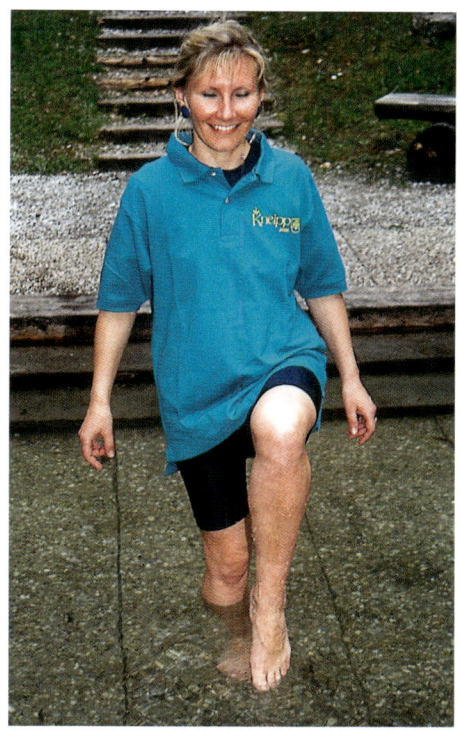

Eine Kneipp-Kur kann die Blutdruck-senkung unterstützen.

von 36 – 38 °C in der Dauer von 10 – 15 Minuten. Anschließend erfolgt eine kühle Abwaschung oder Abgießung. 1- bis 2-mal wöchentlich Sauna mit schonender Abkühlung ohne Tauchbad und 1- bis 2-mal wöchentlich Schwimmen bei 22 – 28 °C in der Dauer von 10 – 20 Minuten.

Erlaubt ist der Saunabesuch bis zu einer Blutdruckhöhe von 180/110 und wenn keine Organkomplikationen vorliegen.

41

Geschätzt werden in der Kurmedizin auch Kohlensäurebäder wegen der gefäßerweiternden Wirkung. Erweitert werden vor allem die kleinsten Gefäße, die »Kapillaren«.

Zusätzlich stehen 2- bis 3-mal wöchentlich Wechselfußbäder auf dem Programm. Ergänzende Behandlungsmaßnahmen sind die medikamentöse Einstellung, salzarme Kost sowie Laufen, Radfahren und Gymnastik als Intervall- und Ausdauertraining. Fallweise kann mit Gartenarbeit kombiniert werden.

Der schlafgestörte Blutdruckpatient braucht eine besondere Obsorge. Bewährt haben sich außer einem zur Müdigkeit führenden Ausdauertraining abendliche kühle Anwendungen wie Unterkörperwaschung, Wadenwickel, Leibauflagen und Herzkompressen. Bedarfsweise kann die Waschung im Abstand von 15 Minuten mehrfach wiederholt werden. Im Ein-

zelfall können abendliche Kneippanwendungen durch einen gewissen »Weckeffekt« nachteilig sein und die Schlafstörung verstärken.

Für viele Menschen mit Einschlaf- und Durchschlafstörungen ist autogenes Training sehr hilfreich. Autogenes Training ist natürlich kein Schlafmittelersatz, es erleichtert aber dem Schlafgestörten das Einschlafenkönnen. Der durch autogenes Training herbeigeführte Zustand des Wachseins bei absoluter körperlicher und geistiger Entspannung wird als angenehm empfunden. Trotz kurzer Schlafdauer fühlt sich der Patient am Morgen ausgeruht.

Sport

Sporteln Sie! Durch regelmäßige Bewegung lässt sich das Risiko einer Herzkomplikation um 40 % senken. Schon das tägliche, einstündige Gehen von 5 km wirkt

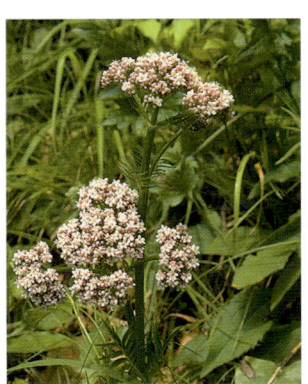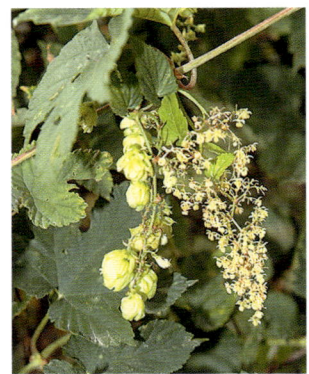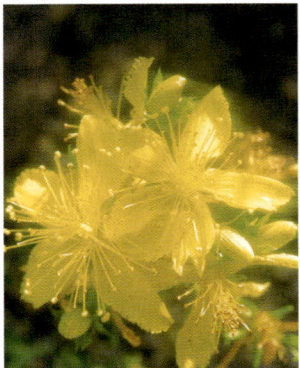

Pflanzenextrakte von Baldrian, Hopfen und Johanniskraut haben eine unterstützende Wirkung.

herzschützend. Noch besser sind Ausdauersportarten wie Joggen von 8 – 10 km und Bergwandern. Je besser die Ausdauer trainiert wird, umso geringer ist die Rate an Herzkomplikationen.

Die durch Bewegung erzielbare Blutdrucksenkung ist **unabhängig** von Alter und Geschlecht und wird direkt vom Ausmaß der körperlichen Aktivität bestimmt.

Der Herzschutz kommt durch einen Abbau von Adrenalin und eine Stärkung des inneren Nervensystems zustande. In der Herzmuskelzelle selbst wird der Sauerstoffverbrauch gesenkt.

Die günstigste Wirkung hat Ausdauersport, wenn die Belastungsstärke um 1/3 unter der höchstmöglichen Stufe liegt. Allerdings müssen 50 % der maximalen Leistungsfähigkeit überschritten werden. Körperliche Umbauvorgänge in Richtung »Ausdauer« sind nach einer Trainingszeit von 40 Minuten zu erwarten.

Zu schwitzen beginnen wir, wenn wir ca. 70 % der maximalen Leistungsfähigkeit in Anspruch nehmen.

Am besten ist ganzjähriges Training. Die zweckmäßigste Sportart ist jene, die in unserem persönlichen Lebensbereich liegt und unseren Vorlieben am ehesten entspricht.

Blutdruckfreundliche Sportarten sind:

- zügiges Gehen und Power walking,
- Bergwandern oder Hügelgehen,
- Joggen und
- Radfahren.

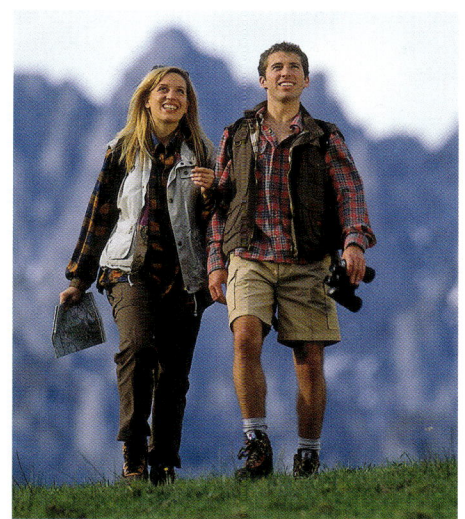

Bergwandern ist »blutdruckfreundlich«.

Eine Orientierungshilfe bei der Belastung ist die Pulsmessung. Der Spitzenpuls sollte 220 minus Alter betragen. Der Dauerpuls sollte 180 minus Alter betragen.

Kleine Pulstabelle

Der Puls beträgt	Zahl/Min.
Im Schlaf	50
Bei normaler Tätigkeit	70
Beim Treppensteigen	115
Beim Geschlechtsverkehr	120
Beim Sport	110-140
Beim Hochleistungssport	190

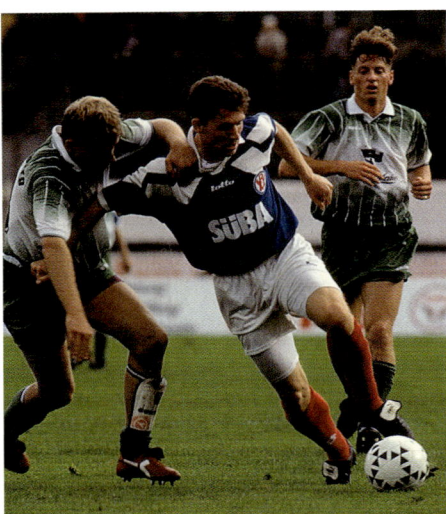

Sportlicher Wettkampf ist bei Bluthochdruck nicht empfehlenswert.

Um selbst zu erfahren, für welche Belastungen man geeignet ist, sollte man beim Arzt eine Belastungsprüfung am Ergometer machen.

Sportart, Dauer der Belastung und Belastungsgrenzen sollten Sie nach dem Ergometertest mit Ihrem Arzt besprechen.

Es können hier nur **allgemeine Empfehlungen** gegeben werden:

■ Grundlage für die Sportausübung ist ein gut eingestellter Blutdruck.

■ Unter Belastung dürfen keine Blutdruckspitzen auftreten. In Ruhe sollte der 1. Blutdruckwert um oder unter 160 und der 2. Blutdruckwert um oder unter 95 liegen.

■ Leistungssport und übertriebener Ehrgeiz sind abzulehnen. Gefährliche Sportarten wie Tauchen sind verboten.

■ So genanntes Intervalltraining ist generell nur jüngeren Blutdruckpatienten mit mildem Hochdruck zu empfehlen: 3 Minuten stärkere Belastung, dann 3 Minuten Erholungsphase mit geringeren Belastungen usf.

■ Die größte Wirkung auf eine Blutdrucknormalisierung hat Sport beim milden Hochdruck.

■ Trainieren sollte man nur mit einem Bluthochdruck des Stadiums I. Im Stadium II ist Training nur mit ärztlicher Überwachung erlaubt.

Nicht geeignet für den Blutdruckpatienten sind:

■ Leistungssport,

■ Sportarten mit Wettkampfcharakter,

■ stressbetonte Sportarten,

■ Kraftsportarten und

■ Belastungen mit kurzfristigen »Kraftspitzen« (so genannte »anaerobe« Belastungen) wie sie beim

■ Intervalltraining gefordert werden. Dies gilt besonders für alle Älteren.

Körperliches Training ist verboten bei:

■ Blutdruckwerten von über 200/120,

■ organisch bedingtem Bluthochdruck (muss ursächlich, z. B. operativ, behandelt werden),

- Komplikationen wie Herzschwäche,

- Rhythmusstörungen in Ruhe oder bei Belastung und einer

- Belastungsfähigkeit von weniger als 50 Watt.

Bei schwergradigem Bluthochdruck ist kein Sport erlaubt. Gestattet ist langsames Spazierengehen mit Gehpausen dazwischen. Nicht alleine ausgehen, sondern immer nur in Begleitung.

Welche Sportarten sind bei Bluthochdruck geeignet?

Ideale Sportarten sind jene, die zu einem Ausdauertraining führen. Richtig dosiert, hat Ausdauersport folgende Wirkungen:

Am Herz wirkt Sport wie ein Betablocker. Der 1. Blutdruckwert sinkt. Die Herzschlagfolge in Ruhe nimmt ab, die Durchblutung der Kranzgefäße und die »Kranzgefäßreserve« nehmen zu.

Der Adrenalinbeschuss des Herzmuskels verringert sich. Die Kraft, mit der sich der Herzmuskel in Ruhe – nicht aber bei Belastung! – zusammenzieht, sinkt. Der Sauerstoffbedarf des Herzens nimmt in Ruhe und bei vergleichbaren Belastungen ab.

Am Nervensystem wirkt Sport besser als eine Beruhigungspille: Die seelisch-körperliche Belastbarkeit steigt, die Stressanfälligkeit sinkt. Konfliktsituationen werden leichter ertragen. Im inneren Nervensystem wird der beruhigende »Vagusnerv« gestärkt.

Auf den Stoffwechsel wirkt Sport wie ein Jungbrunnen: Die Gewichtsnormalisie-

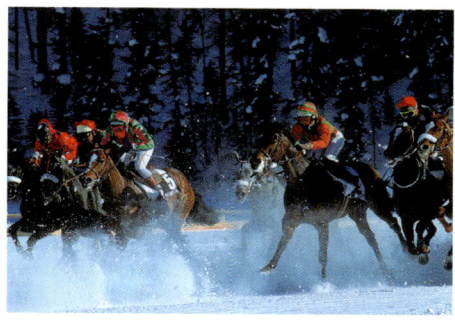

Pferderennsport führt zu gewaltigen Blutdruckspitzen.

rung wird erleichter-. Das »Kochsalzsparen« wird erleichtert, weil im Schweiß zusätzlich Kochsalz verloren geht. Blutfette und LDL-Cholesterin werden gesenkt, HDL-Cholesterin dagegen erhöht, was einer direkten Vorbeugung von Gefäßverkalkung gleichkommt. Der Zuckerstoffwechsel wird verbessert, der Insulinspiegel erhöht.

»Dosierung« von Sport

Nur so stark belasten, dass man mittlere Sätze noch in einem sprechen kann. Unter Pulskontrolle zu sporteln, ist auch eine Möglichkeit. Nachteilig ist, dass der Puls von sehr vielen Umständen – und nicht nur von der Belastung – abhängig ist.

Ideal wäre täglich 1 Stunde, mindestens aber 20 – 30 Minuten, Sport zu betreiben. Man muss bedenken, dass die Anpassung des Stoffwechsels erst nach 30 – 40 Minuten vollzogen ist. Wenigstens 1-mal pro Woche sollten 2 – 3 Stunden lang gesportelt werden.

45

> **Das Trainingsminimum beträgt 3-mal wöchentlich 20 Minuten. Wer weniger trainiert, darf sich keine Auswirkungen auf den Blutdruck erwarten.**

Am besten ist, täglich und ganzjährig Sport zu betreiben. Auf jeden Fall regelmäßig, mindestens aber 2- bis 3-mal pro Woche. Möglichst immer um die gleiche Tageszeit.

> **Das Gesetz des Rhythmus und der Gewohnheit spart Willenskraft!**

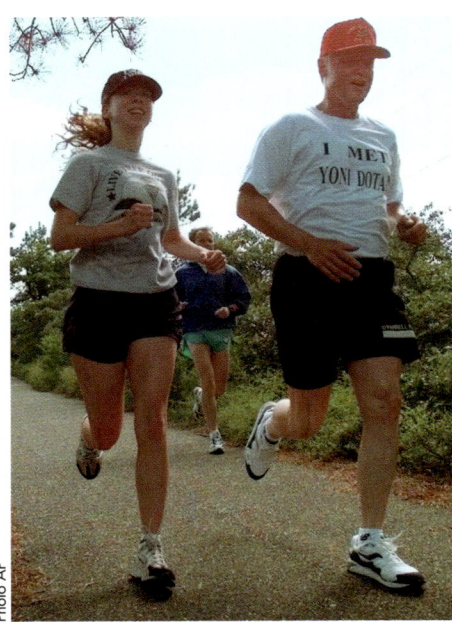

Photo AP

Bill Clinton joggt mit Tochter.

46

Alle körperlichen Belastungen sollen locker, entspannt und ohne Verkrampfung erfolgen. Man sollte nicht in Atemnot geraten. Auch während der Belastung sollte man sich mit einem vorhandenen Partner noch unterhalten können.

> **Die »Königsdisziplinen« bei Bluthochdruck**
> Gehen – Joggen – Radfahren

Günstig

Flottes Gehen, sportliches Wandern, Bergwandern, Joggen, Radfahren, Schilanglauf, Tanzen, Golf, »friedliche« Ballspiele wie Volleyball. Alle Ausdauersportarten mit geringem Krafteinsatz.

Mäßig günstig

Schwimmen, Rudern (Wandern), Dressur- und Wanderreiten. Handball und Fußball, beide als »Spiel«, nicht als »Kampf«.

Ungünstig

Alpinschilauf, Surfen, Leichtathletik, Springreiten und Military, Federball, Tennis, Tischtennis (eine eher aggressive Sportart!), Squash, Basketball, Eishockey, Landhocke, Kraftsport, Bodybuilding, Gewichtheben, Kampfsport, Boxen, Fechten, Mannschaftskegeln.

Sauna

Mit Bluthochdruck in die Sauna? Wir wissen, dass es während der Heiz- und Schwitzperiode zu keiner wesentlichen Belastung von Herz und Kreislauf kommt.

Wie viel, wie lange? Erfolg ...?

Gehen, Wandern, Walking

Gute Wirkung auf die Ausdauer. Überforderung kaum möglich. In der Ebene gelenkschonend. Auch bei Übergewicht zu empfehlen. Wichtig: Kleine Schritte, funktionelle Sportbekleidung, Sportschuhe verwenden. Täglich 1 Stunde, am Wochenende mehrere Stunden, Tempo so wählen, dass Unterhaltung noch möglich ist.

Bergwandern

Gute Wirkung auf Kraftausdauer. Keine zu großen Schritte machen. Vorsicht beim Bergabgehen, wenn Muskulatur ermüdet ist, kommt es zu hoher Belastung der Kniegelenke. Eventuell mit Stöcken gehen.

Joggen

Sehr gute Ausdauersportart, da viele Muskeln zugleich trainiert werden. Richtige Laufbekleidung verwenden. Diese muss gut sitzen, darf aber nicht einengen. Passenden Laufschuh für jeweiligen Laufstil verwenden. Keine zu großen Schritte! Intensität über Herzfrequenz steuern. Täglich 1 Stunde, mindestens aber 3-mal pro Woche über 30 Minuten. Tempo je nach Trainingszustand 6 – 13 km/h. Wenigstens 1-mal pro Woche einen längeren Lauf von 1 – 2 1/2 Stunden.

Radfahren

Sehr gute Ausdauersportart, vor allem bei Übergewicht, Gelenkproblemen und in der Rehabilitation. Wichtig: Hohe Trittfrequenz mit 70 – 80 U/Minute. Locker und leicht, dafür schneller treten ist besser als langsam und mit hohem Krafteinsatz. Genügend zum Trinken mitnehmen. Herzfrequenz soll beim Radfahren um 10 Schläge pro Minute niedriger sein als beim Laufen. Möglichst 1 – 2 Stunden täglich. Tempo je nach Trainingszustand 15 – 30 km/h, bei mittelschwerem Bluthochdruck 10 – 15 km/h. Am Wochenende größere Touren von mehreren Stunden Dauer.

Heimtrainer

Ideales Trainingsgerät, da sehr gut steuerbar, witterungsunabhängig und gelenkschonend. Wichtig: Geringer Widerstand, hohe Trittfrequenz. Optimal: 70 – 80 U/Minute. Achtung auf die korrekte Sitzposition und funktionelle Bekleidung (Radhose, Radschuhe). Eventuell elektromagnetisch gebremstes Gerät verwenden, dieses ist sehr leise und hält den Widerstand konstant. Anpassungserscheinungen beginnen nach 2 – 4 Wochen und erreichen nach 8 – 10 Wochen ihr Maximum. Im Zweifel wirkt ein kürzeres, tägliches Training besser als eine einmalige, wöchentliche Dauerbelastung von mehreren Stunden.

Äußerst gefährlich dagegen ist das Kalt-
wasserbad: Extreme Blutdruckanstiege bis
250 und darüber sind möglich.

Empfehlung:

Bei stärkerem Bluthochdruck nicht in die
normale (Trocken-)Sauna gehen, sondern
nur die mildere Dampfsauna aufsuchen.
Danach keine kalte Dusche und kein
Sprung ins Kaltwasserbecken, sondern ruhig hinlegen und 1/2 Stunde ruhen.

Kaltbecken und Kaltduschen: Bei Bluthochdruck streng verboten!

Diät bei Bluthochdruck

Übergewicht

Übergewicht fördert Bluthochdruck.

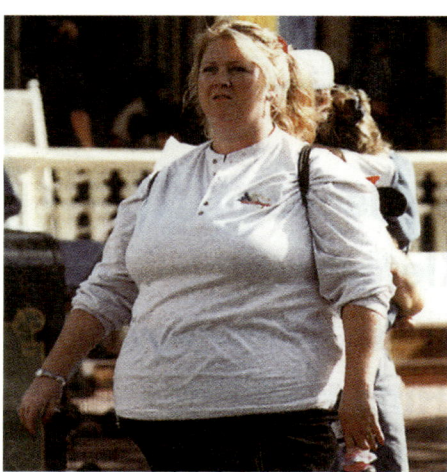

Hoher Blutdruck:
Der Fluch des Übergewichtes.

**70 % aller Übergewichtigen leiden
an Bluthochdruck.**

**Bei 10 kg Übergewicht steigt der
1. Blutdruckwert um 10 an.**

**Ein Drittel Übergewicht verkürzt
die Lebenserwartung um die
Hälfte. Nur 20 % Übergewicht vermindern die zu erwartende Le-
bensspanne immer noch um ein
Drittel (im Vergleich mit normalgewichtigen Blutdruckpatienten).**

Übergewicht liegt dann vor, wenn der Fett-
anteil bei Männern 20 % und bei Frauen
25 % übersteigt. Berechnet wird das Normalgewicht am besten mit dem Body-
Mass-Index: Das Körpergewicht wird
durch die Körpergröße in Metern zum
Quadrat dividiert. Als normal gilt ein
»BMI« unter 25, bis 30 besteht mäßiges,
darüber starkes Übergewicht. Ab dem 50.
Lebensjahr »darf« der BMI etwas höher
sein. Keine Anwendung findet der BMI bei
Kindern.

**Der in Bezug auf die Lebenserwar-
tung günstigste Body-Mass-Index:**

20 – 29 Jahre	17,7 – 23,3
30 – 39 Jahre	19,2 – 24,9
40 – 49 Jahre	20,9 – 26,6
50 – 59 Jahre	22,4 – 28,2
60 – 69 Jahre	24,1 – 29,8

Von Bedeutung ist auch die Fettverteilung
im Körper. Stärker gefährdet sind Menschen mit der größten Fettansammlung im
Bauchbereich (= »Apfeltyp«). Keine höhere Gefährdung haben Menschen mit

viel Fett im Hüftbereich (= »Birnentyp«). Der Apfeltyp ist ein zusätzlicher Risikofaktor für das Auftreten von Bluthochdruck, Zuckerkrankheit, Fettstoffwechselstörungen sowie Komplikationen von Herz und Kreislauf. Ursächlich verantwortlich für den hohen Blutdruck des Übergewichtigen ist nicht nur der Fettansatz als solcher, sondern der hohe Kochsalzverzehr.

Ein Übergewichtiger, der durchschnittlich 4.000 kcal täglich zu sich nimmt, verzehrt doppelt so viel Kochsalz wie ein Normalgewichtiger mit einer Zufuhr von 2.000 kcal.

Eine Gewichtsreduktion wirkt nur dann blutdrucksenkend, wenn gleichzeitig die Kochsalzzufuhr reduziert wird.

Jeder Blutdruckkranke mit Übergewicht sollte abnehmen, der »Kiloverlust« wirkt sich direkt in einer Blutdrucksenkung aus. Pro Kilogramm Gewichtsverlust sinkt der 1. Wert um 3, der 2. Wert um 2.

Bei normalgewichtigen Menschen sinkt der Blutdruck pro kg Gewichtsverlust um jeweils 1.

15 % aller hochdruckkranken Übergewichtigen können durch Gewichtsabnahme allein, auch wenn das Idealgewicht nicht erreicht werden kann, normale Blutdruckwerte erzielen.

Zum Abbau von 1 kg Körpergewicht ist ein Kaloriendefizit von 7.500 Kalorien notwendig.

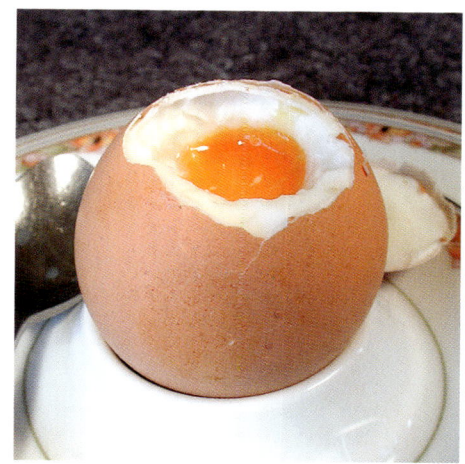

Mit 1 Eidotter nimmt man bereits die pro Tag erlaubte Cholesterinmenge auf.

Abnehmen kann man ausschließlich mit einer kalorienreduzierten Mischkost, die alle lebenswichtigen Nährstoffe enthält. Bis zum Erfolg sollte man sich ca. 1 Jahr Zeit lassen. Ist das Normalgewicht erreicht, sollte man im Wesentlichen gleich kalorienreduziert weiteressen, um einen neuerlichen Gewichtsanstieg zu verhindern. Die Kombinction von Kalorienbeschränkung und körperlicher Aktivität verstärkt den Gewichtsverlust und dementsprechend die Blutdrucksenkung.

Cholesterin

Cholesterin lagert sich in den Wänden der Schlagadern ein, verengt sie und fördert damit den Bluthochdruck.

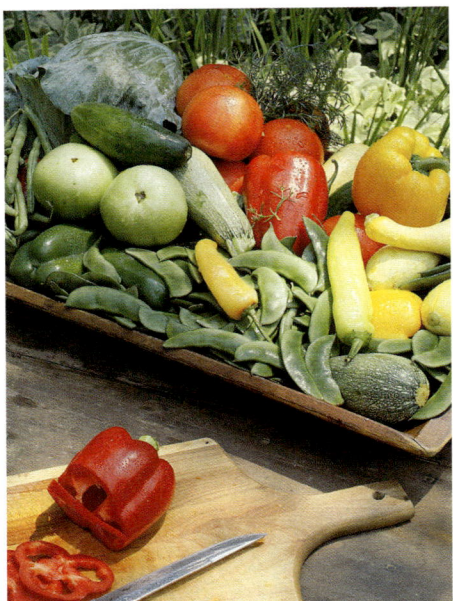

Vegetarische Kost senkt das Cholesterin.

2/3 des Cholesterinbestandes erzeugt der Körper selbst, 1/3 nehmen wir mit der Nahrung auf. Mit der Nahrung aufgenommenes Cholesterin ist überflüssig. Wie viel Cholesterin der Körper erzeugt, ist erblich angelegt und von uns nicht zu beeinflussen (wohl aber medikamentös). Frei von Cholesterin ist pflanzliche Kost, dagegen enthalten alle tierischen Lebensmittel mehr oder weniger viel Cholesterin.

Der Hauptanteil des im Körper gespeicherten und im Blut kreisenden Cholesterins besteht aus »HDL«- und »LDL«-Cholesterin.

HDL wird als günstig »gut« angesehen, weil es im Körper kreist. Ungünstig »schlecht« ist LDL, weil es sich in die Gefäßwände einnistet und diese zerstört.

Das Gesamtcholesterin sollte unter 200, das LDL unter 160 und das HDL über 35 liegen. Diese Zahlen gelten für Gesunde.

Herz- und Kreislaufkranke sollten niedrigere Werte für das LDL bzw. höhere für das HDL haben.
Es ist in der Diät leichter, ein hohes LDL-Cholesterin zu senken, als ein niedriges HDL-Cholesterin zu erhöhen.

Lebensmittel
mit mehr als 100 mg Cholesterin pro 100 g Lebensmittel

Lebensmittel	Cholesterin in mg/100 g
Käse (meiste Sorten), Rinderfett	100
Schlagobers 30 %	109
Margarine	115
Aal, Auster	120
Hummer	135
Butter	240
Rindsleber	265
Ei, Hammelleber, Kaviar .	300
Schweineleber	340
Kalbsleber	360
Niere	375
Fischöle	500–750
Dorschlebertran	600–800
Hirn	2.000 (!)

Cholesterinregeln

LDL-senkend wirken	HDL-erhöhend wirken
Vegetarische, fettarme Kost	Vegetarische, fettarme Kost
Ballaststoffreiche Nahrung	Abbau von Übergewicht
Sport	Sport
Medikamente	Nichtrauchen

Cholesterintipps:

- Vegetarische Kost und tägliche Bewegung.
- Übergewicht abbauen.
- Täglich 120 g Haferkleie oder 100 bis 135 g Bohnen senken das Gesamtcholesterin um 20 %.
- Täglich 200 g Möhren senken innerhalb von 3 Wochen den Cholesterinspiegel um 11 %.
- Ballaststoffe senken das Cholesterin. Empfehlenswert sind Hafervollkornerzeugnisse, Hülsenfrüchte und pektinreiches Obst wie Äpfel, Birnen und Beerenobst.

Knoblauch und Cholesterin

Nur **frischer** Knoblauch kann den Cholesterinspiegel um bis zu 18 % senken, dazu müsste man aber täglich (!) bis zu 28 Zehen essen.

Knoblauchpillen sind wirkungslos.

Die besten Medikamente sind die Cholesterinsenker Lescol, Mevacor, Pravachol, Sortis und Zocord. Cholesterinsenker müssen abends eingenommen werden, weil der körpereigene Cholesterinaufbau in der Nacht vor sich geht. Cholesterinsenker dürfen nicht gleichzeitig mit Ballaststoffen, Kleie und pektinreichen Lebensmitteln eingenommen werden, da diese die Wirkstoffaufnahme im Darm behindern.

Knoblauch ist gesund, nur frisch sollte er sein!

Blutfette (Triglyzeride)

Der Einfluss der Blutfette auf Entstehung und Komplikationen des Bluthochdruckes ist noch strittig. Gesichert ist eine enge Beziehung zum Cholesterinstoffwechsel und damit zu dessen ungünstigen Auswirkungen. Übereinstimmend soll der Blutfettspiegel unter 160 liegen.

Günstig ist, pflanzliche Fette tierischen Fetten vorzuziehen. Besonders betrifft dies jene pflanzlichen Öle mit hohem Gehalt an mehrfach ungesättigten Fettsäuren.

Als gefäßschonend gelten auch die »Omega-3-Fettsäuren«, die im Öl gewis-

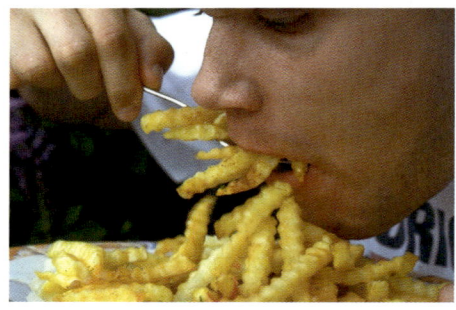

So nicht ...!

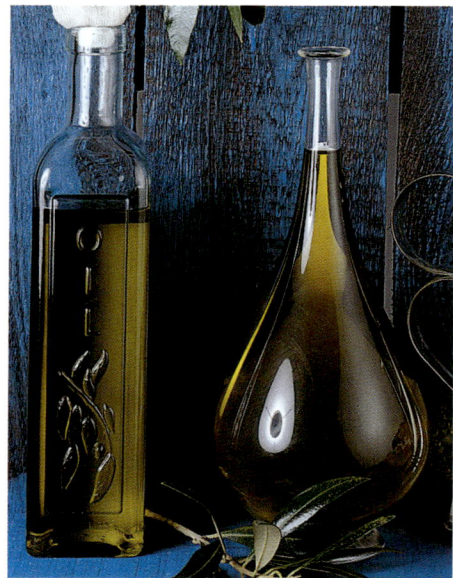

Hochwertige Pflanzenöle anstelle tierischer Fette einsetzen!

ser Fische enthalten sind: Makrele, Lachs und Hering. Wer Fisch nicht mag, hat die Möglichkeit (teure) Fischölkapseln einzunehmen.

Begünstigt werden hohe Blutfette durch Übergewicht, Zuckerkrankheit, Alkohol, Medikamente wie Betablocker, Wassertreiber und »Pille«.

In der Behandlung muss dies berücksichtigt werden. Sonst gelten dieselben Empfehlungen wie fürs Cholesterin.

Fett-Tipps:

- Bei fettarmer Lebensweise muss man den Lebensmitteln mit »versteckten« Fetten besondere Beachtung schenken. Solche Lebensmittel sind Aal, Blätterteig, Bratwurst, Fischkonserven, Fleisch, Käse, Kartoffelchips, Leberwurst, Mayonnaise, Mettwurst, Salami, Schlagobers, Schnitzel, Schokolade, Speck und Wurst.

- Der Fettgehalt von Butter und Margarine ist mit ca. 80 g pro 100 g fast gleich; will man Fett sparen, ist es egal, was man nimmt.

- Im Zweifel immer besser: Hochwertiges Pflanzenöl.

Zuckerkrankheit

»Zucker« ist einer der stärksten »Gefäß-Schädlinge«. Betroffen sind alle kleinen Schlagadern. Zu besonders ungünstigen Auswirkungen kommt es am Herz, Gehirn und an der Netzhaut des Auges. Bluthochdruck fördert die negativen Zuckereinflüsse an den Nieren. »Raucherbein« ist eine gefürchtete Zuckerfolge.

So lange nicht die Notwendigkeit besteht, Insulin zu spritzen, hat die Diät die größte Bedeutung. Einzuschränken sind Zucker, Fett und jede Art von Überernährung. Während früher Kohlenhydrate wie Brot, Reis, Nudeln und Kartoffeln obenauf auf der Verbotsliste standen, weiß man heute, dass Übergewicht und fettreiche Kost jede Zuckerbehandlung vereiteln.

Häufige Fehler des Zuckerkranken

1. Unbegründete Angst vor kohlenhydratreichen Lebensmitteln.
2. Zu großer Verzehr tierischer Lebensmittel: Lebensmittel mit viel tierischem Eiweiß sind meist auch sehr fettreich.
3. Fettarme, eiweißreiche Lebensmittel werden zu wenig genutzt: Geflügel, Magertopfen, Wild.
4. Einsparung von Kohlenhydratkalorien nach Alkoholgenuss: Es droht Unterzuckerung.

Anzustreben ist eine betont vegetarische Kost mit hochwertigen Pflanzenölen, mageren Milchprodukten, etwas Fleisch und magerem Fisch. Ballaststoffreiche Kost »ebnet« Blutzuckerspitzen ein. Regelmäßige körperliche Bewegung senkt überhöhten Blutzucker. Günstig sind alle Ausdauersportarten. Alkohol und Rauchen sind ungünstig.

Die Kost bei Zuckerkrankheit soll »sparsam« und »mager« sein. Keinesfalls wie bei der Bauernhochzeit von Breughel.

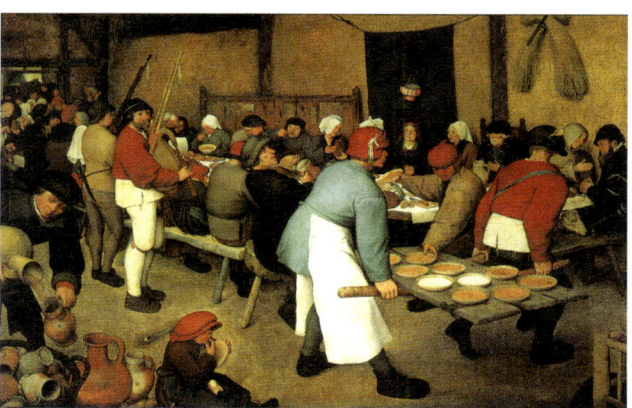

Harnsäure

Liegt der Harnsäurewert im Blut längere Zeit über 7, kann sich eine Gicht entwickeln. Die überschüssige Harnsäure lagert sich in den Nieren und Gelenken ein. Entzündlich bedingte Anfälle führen zu sehr starken Schmerzen.

Überdurchschnittlich häufig kommt Gicht mit Bluthochdruck und anderen Kreislaufleiden vor, sodass gewisse Zusammenhänge angenommen werden müssen. Gefährdet ist der Gichtkranke durch die mögliche Nierenbeteiligung (Gichtniere). Gichtniere kann zum Nierenversagen und über den Weg eines nierenbedingten Bluthochdruckes zu Herzschwäche führen.

Harnsäurereich ist tierische Kost.

In der Diät ist eine vegetarisch betonte Kost vorzuziehen mit Milchprodukten als tierische Eiweißquelle. Gewisse Gemüsesorten wie Erbsen, Karfiol, Spargel und Spinat als Harnsäurelieferanten müssen allerdings beachtet werden.

Alkohol darf nur wenig getrunken werden, da Alkohol die Harnsäureausscheidung in der Niere vermindert. Kaffee, Tee, Obst, Milch, Käse und Ei enthalten keine Harnsäure. Reicht die Diät nicht aus, müssen harnsäurereduzierende Mittel eingenommen werden.

Harnsäure-»Bomben«

Bierhefe, Fisch, Fleisch, Fleischextrakt, Innereien und Soja. Zu beachten ist der relativ hohe Harnsäuregehalt »alternativer« Lebensmittel wie Blütenpollen, Buchweizen, Hirse, Mohn, Sesam, Sonnenblumenkerne, Tapioka (Maniok) und Vollkornnudeln.

Tee und Kaffee

Tee, Kaffee, Colagetränke und Energy Drinks nur in kleinen Mengen konsumieren, nur mit Süßstoff bzw. »light« und nicht nachmittags oder abends (Koffein stört den Nachtschlaf!).

Ein maßvoller Kaffeegenuss (unter 5 Tassen pro Tag) beeinflusst den Blutdruck nur kurzfristig. Die Wirkung wird aber durch Rauchen verstärkt.

14 Tage lang versuchen, Bohnenkaffee, Cola-Getränke und Schwarztee wegzulassen und darauf achten, ob dadurch der Blutdruck sinkt. Bohnenkaffee und Schwarztee heben den Blutdruck um den Wert von ca. 10 für einen Zeitraum von 1 – 3 Stunden. Bei kaffeegewöhnten Menschen besteht eine Verträglichkeit gegenüber Koffein, sodass kein messbarer Blutdruckeffekt nachweisbar ist.

Koffein steigert nicht das Risiko, an Bluthochdruck zu erkranken. Von Sonderfällen abgesehen, besteht kein Grund, bei Bluthochdruck auf Bohnenkaffee und Schwarztee zu verzichten.

1 Tasse Bohnenkaffee
enthält . . . . 75 mg Koffein
1 Tasse Schwarztee
enthält . . . . 60 mg Koffein
1 Dose Energy Drink
enthält . . . . 20 – 75 mg Koffein

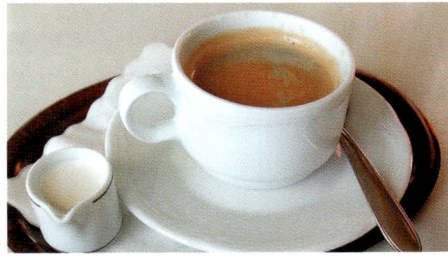

Kaffee nur in kleinen Mengen konsumieren!

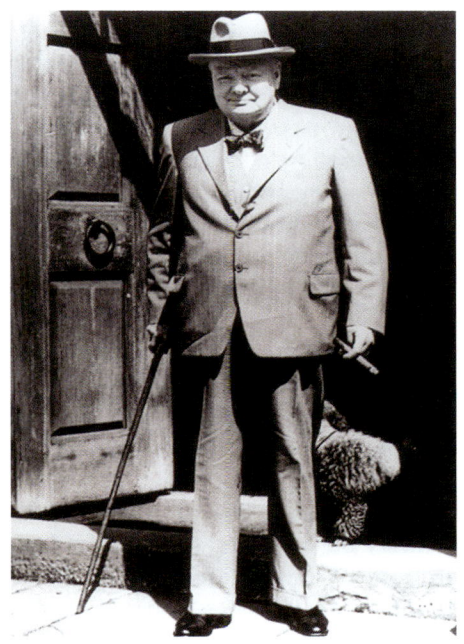

Ein prominenter Blutdruckpatient war der britische Staatsmann Winston Churchill: »Cigars and whiskey, no sports« …

Alkohol

Alkohol fördert Bluthochdruck und hat direkt schädigende Einflüsse auf den Herzmuskel.

Trinken Sie Alkohol – wenn überhaupt – nur selten. Patienten mit Bluthochdruck sollten Alkohol in allen Lebenslagen nur sehr sparsam dosieren. Mengenangaben, bis zu denen der Genuss sicher unschädlich ist, gibt es nicht. Es gibt keine sichere

55

»Schwellendosis«. Als mindeste Richtlinie sollte man sich merken: Den Alkoholkonsum von 30 – 40 g Alkohol keinesfalls überschreiten. Dies entspricht einer Menge von 2 Flaschen Bier oder 1/2 l Wein oder 1/10 l Hochprozentigem. Frauen sollten maximal die Hälfte davon trinken. Senkt diese Einschränkung den Blutdruck nicht, sollte man abstinent leben.

Eine Behandlung des Bluthochdruckes ist bei fortgesetztem Alkoholmissbrauch nicht wirklich erfolgreich.

Durch Alkoholabstinenz lässt sich der 1. Wert um 20, der 2. Wert um 10 senken.

Bluthochdruck und Salz

Der Appetit auf Kochsalz wird im Laufe des Lebens erworben. Naturvölker essen wenig Kochsalz, meist unter 5 g/Tag. Die westliche Ernährungsweise mit einem ho-

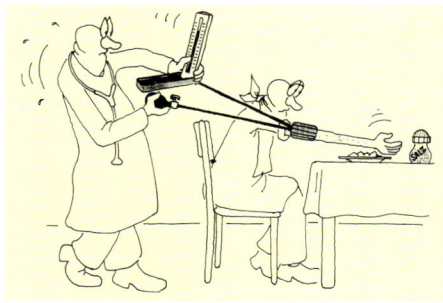

Hoher Blutdruck:
Zurückhaltung bei Salz!

hen Kochsalzangebot lässt den Blutdruck steigen. Der tatsächliche Kochsalzbedarf für den Erwachsenen liegt bei 2 – 3 g/Tag, der durchschnittliche Kochsalzverbrauch aber bei 10 – 12 g, teilweise bei 15 – 20 g/Tag! In Ländern mit hohem Kochsalzverzehr, z. B. in Japan mit 30 – 40 g Kochsalz pro Tag, leidet jeder Zweite an hohem Blutdruck, in Europa »nur« jeder Fünfte. Umgekehrt ist in manchen Entwicklungsländern mit minimalem Kochsalzverzehr ein erhöhter Blutdruck praktisch unbekannt. Die blutdrucktreibende Wirkung von Kochsalz bei erhöhtem Blutdruck gilt nur für übergewichtige Blutdruckpatienten. Von der Kochsalzbeschränkung profitieren daher vor allem Übergewichtige. 2/3 des Kochsalzes werden mit Fleisch, Wurst, Brot und Backwaren aufgenommen.

Unter den Blutdruckpatienten gibt es in der Reaktionsweise auf Salz 2 Gruppen: Die kochsalzempfindliche (»natriumsensitive«) und die kochsalzunempfindliche Gruppe. Bei Kochsalzempfindlichen ist die Fähigkeit der Niere, Kochsalz auszuscheiden, auf ein höheres Niveau eingestellt. Folge ist, dass im Körper eine höhere Natriumkonzentration herrscht.

Jene hormonartigen Körperstoffe, welche die Gefäße verengen (und dadurch den Blutdruck steigern), wirken besonders stark, wenn der Natriumgehalt in ihrer Umgebung hoch ist.

Etwa die Hälfte aller Menschen mit hohem Blutdruck reagiert auf eine Kochsalzbeschränkung mit einer Senkung des Blutdruckes.

Der Tageskonsum an Salz liegt bei westlicher Kost zwischen 10 und 12 g. 1/3 des Salzkonsums kommt durch Zusalzen in die Nahrung. Ca. 3 g Salz sind in natürlicher Weise in Lebensmitteln enthalten. 4 – 6 g gelangen durch Lebensmittelverarbeitung in die Kost.

Wo das Salz herkommt ...

Dem Salzgehalt von	entspricht der Salzgehalt von
25 g Tomatenfertigsuppe	1.300 g Tomaten
20 g Kartoffelchips	3.100 g Kartoffeln
25 g Erdnüsse gesalzen	4.700 g Erdnüsse ungesalzen
35 g Konservengemüse	5.000 g Gemüse frisch
8 g Salami	160 g Schweinefleisch roh
1 Biss Hamburger	135 g Steak roh
8 g Streichkäse	200 ml Milch
25 g Hülsenfrüchte konserviert	2.500 g Hülsenfrüchte trocken
4 g eingelegte Matjes	225 g Frischfisch

10 – 20 % aller Patienten mit Bluthochdruck können allein durch eine kochsalzarme Lebensweise ihre Blutdruckwerte normalisieren.

Eine Salzbeschränkung auf 4 g täglich senkt innerhalb von 4 Wochen den 1. Wert um 12, den 2. Wert um 6.

Wie stark das Natrium im Kochsalz blutdrucksteigernd wirkt, hängt auch vom Kaliumgehalt ab.

Kalium wirkt als Gegenspieler von Natrium. Hohes Kalium schwächt die Wirkung hoher Natriumkonzentrationen ab.

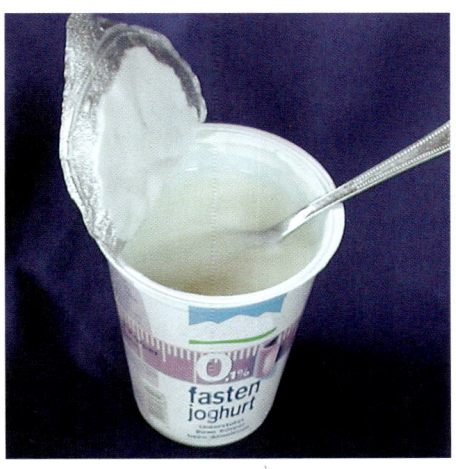

Milchprodukte sind unverzichtbar!

57

Niedriges Kalium lässt bei konstanter Natriumzufuhr innerhalb von 9 Tagen den Blutdruck deutlich ansteigen. Positiv regulierende Eigenschaften auf den Blutdruck haben auch Magnesium und Kalzium. Die tägliche Einnahme von 350 mg Magnesium hat einen deutlich blutdrucksenkenden Effekt. Hohe Zufuhr von Kalzium mit der Nahrung, besonders in Form von Milch, reduziert die Häufigkeit von Bluthochdruck.

Kalium, Kalzium und Magnesium sind Gegenspieler von Natrium (Kochsalz). Eine kalium-, kalzium- und magnesiumreiche Kost senkt den Blutdruck.

In gesicherten Studien wurde auch bewiesen, dass linolsäurereiche Kost blutdrucksenkend wirkt. Linolsäure ist Bestandteil hochwertiger Pflanzenöle mit einem hohen Gehalt an mehrfach ungesättigten Fettsäuren.

»Kaliumbomben«: Fleischextrakt, Instant-Kaffee, Sojamehl, Schwarztee, Kaffeebohnen, Weizenkleie, weiße Bohnen, Trockenobst, Tomatenmark, Nüsse, Mandeln und Samen. Achtung: Kaliumreiche Kost ist nur dann empfehlenswert, wenn eine normale Nierenfunktion besteht.

»Kalziumbomben«: Milch und Milchprodukte, grünes Gemüse, Ölsardinen, Haselnuss, Mineralwasser, Hülsenfrüchte, Soja und Guar.

»Magnesiumbomben«: Weizenkleie, Sonnenblumenkerne, Kakao, Erdnüsse, Fleischextrakt, Weizenkeime, Sojabohnen, Mineralwasser.

»Kochsalzarme Tage«

Kartoffeltage: 1 kg Kartoffeln ohne Salz gekocht pro Tag.

Obsttage: 1 – 1 1/2 kg Obst pro Tag oder wahlweise Saft- und Rohkosttage.

Reistage: 250 – 350 g Reis in Leitungswasser ohne Fett kochen. Als Zusätze Obst und Obstsäfte, Zucker nach Belieben.

Kartoffel-, Obst- und Reistage werden immer nur kurzfristig angewendet.

Kochsalzarme Lebensweise

Von einer **strengen** Salzbeschränkung ist man schon lange wieder abgekommen. Es hat sich gezeigt, dass sie – wie andere »strenge« Diäten – nicht einhaltbar sind. Kochsalzarm leben heißt, nicht zusalzen und ungeeignete Lebensmittel vermeiden.

Zusätzlich hilfreich ist die zeitweilige Einnahme eines Wassertreibers.

Mit der **kochsalzarmen** Diät kommt man auf eine tägliche Salzzufuhr von ca. 3 bis 6 g.

Vorteile und Erfolge des Salzsparens:

- 20 % der Blutdruckpatienten können allein durch diese Diät ihren Hochdruck verlieren.
- Die Wirkung aller Blutdrucksenker – mit Ausnahme der Kalziumhemmer – wird verstärkt.
- Die Nebenwirkungen der Mittel werden reduziert.

58

Die Speisekarte bei hohem Blutdruck

Nicht geeignet:

Kochsalz, Meersalz, Gewürzsalz, Sellerie-
salz, Räuchersalz, Knoblauchsalz, Curry,
»Maggi«-Würfel, Streuwürze, flüssige
Würze, Suppen-, Soßen- und Fleischex-
trakte, salzige Hefeextrakte, fertige So-
ßen, Senf, Ketchup, Salatsoßen, Marina-
den, Mayonnaise.

Gesalzene, gepökelte und geräucherte
Fleisch- und Wurstspeisen, Schinken,
Rauchfleisch, Mettwurst, Salami, Corned
Beef, fertige Wurst- und Fleischsalate.

Marinierte, gesalzene und geräucherte Fische, Fischkonserven, fertige Fischsalate.

Gesalzene Butter, Käse, besonders
Schmelzkäse, Tilsiter, Camembert, Brie.

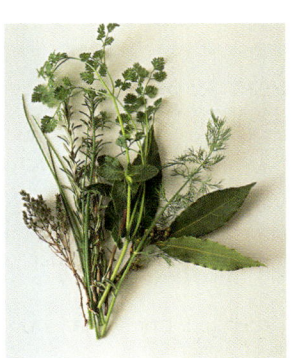

Weniger
Salz
verwenden,
mehr
mit
Kräutern
würzen!

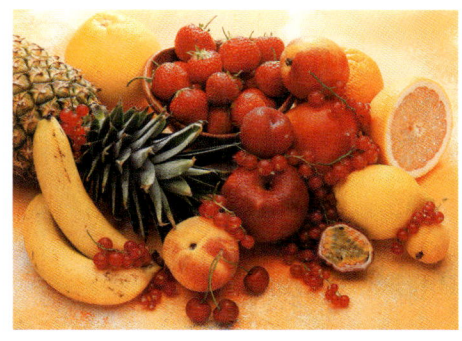

Geeignet sind alle Obstsorten.

Gemüse- und Pilzkonserven, fertige Ge-
müsegerichte, eingelegtes Essiggemüse,
Sauerkraut, Kapern, Oliven.

Gesalzene Nüsse und Mandeln.

Tiefgekühlte oder eingedoste Fertigspei-
sen, Fertigsuppen und -soßen, fertige Kar-
toffelspeisen.

Salzgebäck, Soletti, Chips, Crackers.

Cornflakes, etliche Brotsorten.

Trinksuppen, gesalzene Gemüsesäfte,
Milch in größerer Menge, Mineralwasser
mit mehr als 100 mg Natrium pro Liter.

Geeignet:

Kochsalzersatzmittel, Küchenkräuter und -
gewürze wie Anis, Basilikum, Beifuß, Boh-
nenkraut, Borretsch, Curry (salzfreie
Sorte), Dill, Estragon, Hefe (salzfreie
Sorte), Hefeflocken, Kerbel, Knoblauch,
Koriander, Kren, Kresse, Kümmel, Lieb-
stöckl, Lorbeer, Majoran, Muskat, Nelken,
Oregano, Paprika, Petersilie, Pfeffer, **59**

Piment, Rosmarin, Salbei, Schnittlauch, Sellerie, Senfextrakt (salzfreie Sorte), Thymian, Tomatenmark (ungesalzene Sorte), Wacholder, Zimt, Zitronenmelisse und Zwiebeln.

Frisches Fleisch, kalter Braten, Faschiertes ohne Salz.

Ungesalzene, nicht geräucherte See- und Flussfische.

Trinkmilch, Buttermilch und Dickmilch, geringe Mengen Jogurt, Speisetopfen (-quark) und Frischkäse.

Alle frischen oder tiefgefrorenen Gemüsearten, Salate, Pilze und Kartoffeln.

Alle Sorten Obst.

Brot: spezielle, salzarme Vollkornsorten.

Kaffee, alle Teesorten, Frucht- und Gemüsesäfte ohne Salzzusatz, kleine Mengen Milch, Mineralwässer mit weniger als 100 mg Natrium.

<u>Was ist noch zu beachten?</u>

Lebensmittel mit natürlichem Natriumgehalt

Bis 40 mg/100g Lebensmittel enthalten:

Frischobst, Obstkonserven, Obstsäfte, Nüsse, Marmelade, Honig, Zucker, Schokolade, Kakao, Mehl, Reis, Getreide-

Tipps und Tricks für die salzarme Küche:

- Gewürze und Kräuter frisch, getrocknet oder tiefgefroren großzügig einsetzen.
- Fleisch beizen in Knoblauch- oder Kräuteröl, Essig-, Rot- oder Weißweinmarinaden. Fleisch erst am Ende der Zubereitung salzen.
- Herstellen von Pasten im Mörser oder Mixer aus Knoblauch, Zwiebeln, Pfefferoni, Tomaten, Kräutern und Gewürzen.
- Für Salatsoßen kräftig schmeckende Öle einsetzen wie selbst angesetztes Kräuter- oder Knoblauchöl; Haselnuss-, Walnuss – oder Olivenöl. Geeignet sind auch Kren, salzarmer Senf, ungesalzenes Tomatenmark, frische Kräuter und Zwiebel.
- Vollkornprodukte schmecken von sich aus kräftig.
- Überbacken, Braten und Grillen verstärken den Eigengeschmack.
- Zum Würzen von selbst gebackenem Brot eignen sich Sesam, Weizenkeime, Sonnenblumenkerne, Nüsse, Zwiebeln, Kräuter, Knoblauch und Gewürze wie Kardamom, Koriander, Majoran, Kümmel und Anis.
- Süße und saure Sahne, Eigelb und Butter – falls sonst erlaubt (Cholesterin) – verwenden.

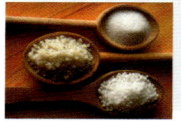

- Fertigprodukte und Konserven (sie sind alle stark gesalzen) meiden, ebenso Wurst und Wurstwaren.
- Beginnen Sie nie eine Mahlzeit mit gesalzenen Speisen!

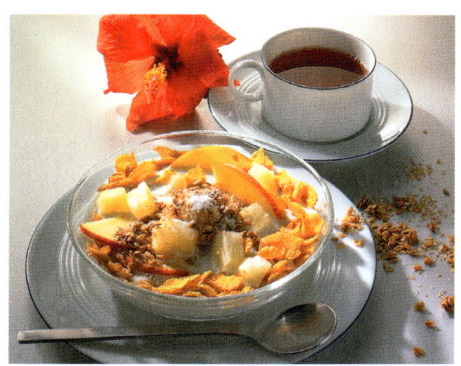

Günstige Zwischenmahlzeiten.

flocken, Frischgemüse, Kräuter, Kartoffeln, ungesalzene Fette, Schlagobers (Sahne), Topfen (Quark), Tee, Kaffee, Bier, Wein, Limonaden, natriumarme Heil- und Mineralwässer sowie alle natriumarmen diätetischen Lebensmittel.

Bis 120 mg/100g:

Milch und Milchprodukte, Eier, Teigwaren mit Ei, Fleisch und Geflügel, Wild, frische Fische, Gemüse bzw. Säfte von: Sellerie, Spinat, Mangold, Möhren, Rote Bete, Artischocken, natriumreduzierte Mineralwässer. Lebensmittel mit zugesetztem Kochsalz.

Bis 400 mg/100 g:

Frischkäse, Krusten- und Schalentiere wie Krebse, Muscheln, Garnelen (haben hohen natürlichen Natriumgehalt!), geräucherte Bücklinge und Makrelen, Zwieback, Gebäck, Kuchen, fertige Kartoffelknödel und -püree, Gemüsekonserven, fertige Gemüsesäfte, Mineralwässer.

Mehr als 400 mg/100 g:

Käse, Wurstwaren, Gemüsepasteten, Fischkonserven, geräucherter Fisch, Semmeln, Brot, Cornflakes, fertige Semmelknödel, Kartoffel-Fertigprodukte wie Kroketten und Bratkartoffeln, Essiggurken und sonstiges Essiggemüse, Tomatenmark, Grill- und Cocktailsoßen, Fertigsuppen und -soßen, Fertiggerichte in Dosen und tiefgekühlt, Mineralwässer.

Mehr als 1.200 mg/100 g:

Dauerwurst, roher Schinken, Salzheringe, Lachsersatz, Schafkäse, Schmelzkäse, Salzgebäck, Oliven, Kapern, Ketchup, Senf, Gewürzmischungen.

Die 3 Salzgebote

1. Salzarme Lebensmittel bevorzugen
2. Nie nachsalzen
3. Fertigkost (»Fastfood«) und Konserven meiden

Wie essen?

- Bemühen Sie sich aktiv um die Beseitigung der Risikofaktoren, welche den Blutdruck ungünstig beeinflussen: Zucker + Fett + Gicht.

- Öfter kleine Mahlzeiten sind besser als 3 »Hauptmahlzeiten«. Günstige Zwischenmahlzeiten sind Jogurt, Gemüserohkost und Obst. Günstige Kostformen sind »laktovegetabil« (Milch, Gemüse, Obst, Brot, Kartoffeln und Teigwaren) und »piscovegetabil« (= zusätzlich Fisch).

61

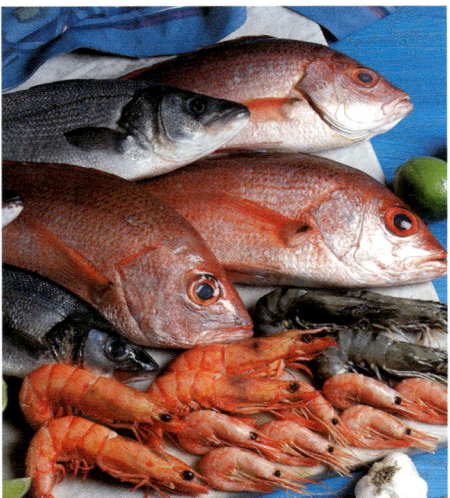

Als günstig gilt: 1- bis 2-mal pro Woche Seefisch.

- Genug trinken, ca. 1 1/2 – 2 l/Tag. Günstig sind Leitungs- und Mineralwasser, Kräutertee, mit Wasser verdünnte Obst- und Gemüsesäfte.

- Einschränken bei allen Süßigkeiten, gezuckerten Limonaden, tierischen Fetten, Alkohol und Salz. Meersalz bietet keinen Vorteil. Kochsalzersatzmittel enthalten Kalium an Stelle von Natrium.

- Den Fettverbrauch niedrig halten. Weniger als 80 g Fett pro Tag. Mager essen bei Fleisch, Wurst, Fisch und Käse. Mehr ungesättigte Fettsäuren in Form von Pflanzenölen zuführen und weniger tierische Fette essen. Weniger als 300 mg Cholesterin pro Tag essen.

- Den Fleischkonsum niedrig halten, mehr Fisch und Gemüse.

- Kochen mit Pflanzenölen, vermehrte Zugabe von Kräutern und Gewürzen (an Stelle von Salz).

Blutdruckerhöhend wirken Ingwernuss, Paprika, Pfeffer und Senf.

Blutdrucksenkend wirken Hopfen, Lavendelblüten, Melissenblätter, Orangenblüten, Passionsblumenkraut und Rosmarinblätter. Die Dosierung beträgt 1 – 2 – 3 Teelöffel pro Schale. Der Tee kann mehrmals täglich getrunken werden. Alle Kräuter sind untereinander mischbar.

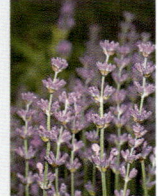

- Täglich 1 Stück Obst, 1 Schale Gemüse und einmal Salat.

- Niemals essen zur Bewältigung von Konflikten (Kummerfraß) und niemals hungern, um einem unrealistischen Schönheitsideal näher zu kommen.

Wie sich der hohe Blutdruck ohne Medikamente senken lässt:

- Gewicht normalisieren.
- Alkoholkonsum vermindern.
- Kochsalz sparen.
- Kaliumreich essen.
- Magnesiumreich essen.
- Nicht rauchen.
- Ausdauertraining.

Die medikamentöse Behandlung des Bluthochdruckes

Pillen sind notwendig, wenn

- Lebensstil und Diät nicht zur Normalisierung geführt haben,
- die 2. Blutdruckwerte unabhängig vom Alter über 105 liegen,
- die 2. Blutdruckwerte zwischen 95 und 99 liegen und gleichzeitig Organschäden oder Risiko erhöhende Umstände vorhanden sind: Männer, Raucher, Cholesterinspiegel über 250, Einnahme der »Pille« und »gefährliche« Familiengeschichte mit gehäuftem Auftreten von Herzinfarkt oder Schlaganfall,
- die 2. Blutdruckwerte bei unter 60-Jährigen zwischen 91 und 94 liegen und weitere Risiko erhöhende Umstände vorhanden sind,
- bei über 60-Jährigen der 1. Wert über 160 und der 2. Wert über 95 liegt, auch wenn keine Organschäden vorhanden sind,
- Organschäden wie Herzkranzgefäßverkalkung oder bedenkliche Beschwerden wie Atemnot bei Belastung vorkommen.

Zur medikamentösen Behandlung des Bluthochdruckes steht eine Vielzahl an Mitteln zur Verfügung.

Die wichtigsten Mittel sind:

- Betablocker und Alphablocker,
- Wassertreiber,
- Kalziumhemmer,
- ACE-Hemmer und ACE-Gegenspieler,
- zentrale (nur im Gehirn wirksame) Blutdrucksenker.

Grundsätzlich sind alle **Kombinationen** möglich. Ideal ist die Kombination dann, wenn sie zur Wirkungsverstärkung bei gleichzeitiger Minderung der unerwünschten Effekte führt.

Für die Auswahl der Medikamente sind nicht die Ursache, sondern die Schwere und der ständig vorhandene Bluthochdruck und dessen Organfolgen entscheidend.

Es ist schwer, beim einzelnen Patienten die Wirkung eines Medikamentes auf den erhöhten Blutdruck vorherzusagen. Bei leichtem Hochdruck bevorzugt man bei Jüngeren Betablocker und ab 50 Kalziumhemmer und Wassertreiber. Betablocker eignen sich eher für jüngere Patienten, da bei ihnen seltener Zusatzerkrankungen vorliegen, die den Einsatz von Betablockern einschränken.

Gegenanzeigen für Betablocker sind Herzblock, Asthma und Durchblutungsstörungen.

Ältere Patienten sprechen eher auf Wassertreiber und Kalziumhemmer an. Blutdruckkranke Raucher sprechen besser auf Wassertreiber als auf Betablocker an.

Wegen ihres neutralen Verhaltens auf den Stoffwechsel eignen sich Kalziumhemmer sowohl bei jüngeren als auch bei älteren Patienten. ACE-Hemmer sind ebenfalls bei jüngeren und älteren Patienten geeignet. Wassertreiber werden selten allein eingesetzt. Ältere Menschen haben häufig bereits eine eingeschränkte Nierenfunktion, die für den Einsatz von Wassertreibern spricht.

Häufig verordnet werden Wasser- bzw. Salztreiber. Zu beachten ist dabei, dass ihre Wirkung durch eine salzarme Kost verstärkt wird; die Einnahme an »jedem 2. Tag« wird dadurch ermöglicht. Viele dieser Mittel wirken leider erhöhend auf das Cholesterin und die Blutfette. Besonders nebenwirkungsarm sind die Mittel Fludex und Aquaphoril.

Mit Betablockern und Kalziumhemmern lässt sich ein Großteil der Blutdruckpatienten behandeln. Neben den großen »Vier« (Betablocker, Wassertreiber, Kalziumhemmer und ACE-Hemmer) gibt es noch eine Reihe weiterer Blutdrucksenker. Sie wirken bei richtiger Anwendung alle gut.

Es gibt über 20 verschiedene Wirkstoffe und fast nicht zu überblickende Kombinationen. Was ein »gutes« Blutdruckmittel ausmacht, ist gar nicht so leicht zu beantworten. Es sollte folgendes Anforderungsprofil erfüllen:

■ Es muss zur Hochdruckform passen.

■ Die Nebenwirkungsrate muss – gemessen an der Schwere des Hochdruckes – klein und überschaubar sein.

■ Der Arzt muss mit dem Mittel vertraut sein und der Patient muss sich hinsichtlich häufiger Gefahrenmomente und Nebenwirkungen auskennen.

Achtung: Es ist wichtig, dass Ihr Arzt wenige Mittel gut kennt. Es ist daher kein Nachteil, wenn Ihnen Ihr Arzt ein Mittel aus einem nur kleinen Sortiment verschreibt.

3 goldene Grundsätze für die Einnahme von Blutdrucksenkern:

1. Nach Möglichkeit nur 1 Medikament verwenden.
2. Immer die geringstmögliche Dosis einnehmen.
3. Die Dosierung einschleichend beginnen, den Blutdruck langsam normalisieren.

3 Männer der Weltgeschichte mit hohem Blutdruck: Churchill, Roosevelt und Stalin.

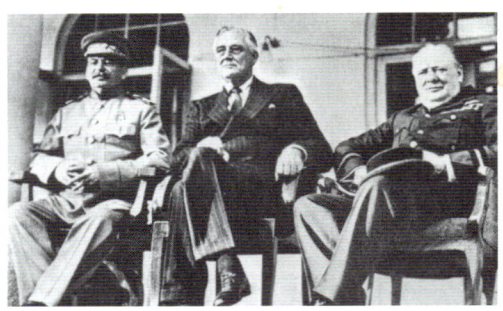

Etwas zu den Nebenwirkungen:

Sie sollten keinesfalls den Eindruck gewinnen, dass die medikamentöse Blutdrucksenkung »gefährlich« sei. Die möglichen Nebenwirkungen zu kennen, heißt nicht, der Behandlung mehr Gefahr als dem Bluthochdruck selbst beizumessen, sondern mögliche »Behandlungsgruben« im Voraus zu wissen, um nicht in diese hineinzufallen. Der größere Fehler, als ein »falsches« Medikament gegen Bluthochdruck zu nehmen, ist – wenn Pillen erforderlich sind – gar nichts zu nehmen.

Häufige Nebenwirkungen:

Wassertreiber

- Kaliummangel: Waden- und Zehenkrämpfe, Müdigkeit (bis zu depressiven Verstimmungen),

- Magnesiummangel,

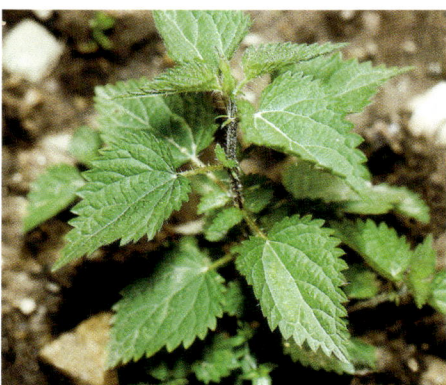

Brennnesselkraut – wassertreibende Pflanze.

- Austrocknung,
- Überhöhte Harnsäure, Gichtanfälle,
- Fettblut,
- Verschlechterung der Zuckerkrankheit,
- Probleme beim langen Stehen durch eine Herabsetzung der Gehirndurchblutung. Auch hier sind wiederum besonders ältere Menschen betroffen. Durchblutungsstörungen, Ohnmachten und Kollapszustände sind möglich, besonders bei raschem Lagewechsel, also bei schnellem Aufstehen oder auch bei langem Stehen. Dazu kommt es eher bei älteren Menschen mit verkalkten Gefäßen.

Wassertreibende Pflanzen

Birkenblätter, Brennnesselkraut, Goldrutenkraut, Hauhechelwurzel, Löwenzahnkraut, Löwenzahnwurzel, Maisgriffel, Schachtelhalmkraut, Selleriefrüchte, Wacholderbeeren.

Achtung: Vor der Anwendung ärztlichen Rat einholen!

Betablocker

- Asthmaauslösung oder -verschlechterung,
- langsamer Puls,
- Verschlechterung der Zuckerkrankheit,
- Schlafstörungen, Albträume, Müdigkeit, trockene Schleimhäute, Sehstörungen,
- Potenzstörungen,
- Kältegefühl in Fingern und Zehen.

65

ACE-Hemmer

■ Reizhusten, Geschmackssinnstörungen und Verminderung der weißen Blutkörperchen.

Kalziumhemmer

■ Wassereinlagerung mit geschwollenen Beinen und Blutandrang im Kopf,

■ Kopfschmerzen, Hautrötungen.

Beim mittleren und schweren Hochdruck kombiniert man in der Behandlung diese genannten Mittel untereinander.

Bisweilen kommt es vor, dass Mittel nach längerer Einnahmedauer »unwirksam« werden, das heißt in der bisher bekannten Wirksamkeit nachlassen. Versuchsweise

Empfehlenswerte Blutdruckmittel

Wassertreiber
Aldactone, Aldopur, Amiloretik, Amilorid, Amilostad, Aquaphoril, Burinex, Buti Spirobene, Deverol, Dytide H, Esidrex, Fludex, Furohexal, Furon, Furosemid, Furo Spirobene, Furostad, Furotyrol, Hygroton, Lasilacton, Lasix, Loradur, Midamor, Moduretic, Sali Aldopur, Spirobene, Spirono Genericon, Spironolacton, Supracid, Triamteren, Triastad.

Alphablocker
Ebrantil, Minipress, Supressin, Vicard

Alpha- und Betablocker
Co-Dilatrend, Dilatrend, Trandate

Betablocker
Atehexal, Atenobene, Atenolan, Atenolol, Atenotyrol, Beloc, Bisoprolol, Bisotyrol, Blocadren, Concor, Inderal, Lanoc, Metohexal, Metolol, MetoMed, Metoprolol, Metotyrol, Selectol, Seloken, Tenormin, Trasicor, Visken.

Betablocker kombiniert
Atenolan comp., Atenolan comp., Atenolol Genericon comp., Atenotyrol comp., Beloc comp., Beta Adalat, Betamed, Bisoprolol-HCT, Concor plus, Metolol comp., Moducrin,

Niften, Polinorm, Selecturon, Seloken retard plus, Tenoretic, Trasitensin, Triloc

Kalziumantagonisten
Adalat 2-Phasen, Adalat, Baypress, Buconif, Confit, Corazem, Diltiastad, Diltiazem, Dilzem, Fedip, Isoptin, Lomir, Majolat, Munobal, Nifebene, Nifedipin, Nifehexal, Norvasc, Ospocard, Plendil, Procorum, Syscor, Tensan, Verapabene, Verastad, Zandip

ACE-Hemmer
Accupro, Acemin, Acetan, Capace, Captopril, Debax, Enac, Enalapril, Enalaprilmaleat, Enatyrol, Fositens, Hypren, Inhibace, Lopirin, Melpril, Quadropril, Renistad, Renitec, Tanatril, Tritace

ACE-Hemmer kombiniert
Accuzide, Acecomb, Capozide, Co-Acetan, Co-Melpril, Co-Renitec, Fosicomb, Hypren plus, Inhibace plus, Lasitace, Renitec plus, Tritazide, Veracapt

ACE-Gegenspieler
Atacand, Atacand plus, Blopress, Cosaar, Diovan, Micardis, Teveten

Zentral wirksame Blutdrucksenker
Aldometil, Catapresan, Normoxin

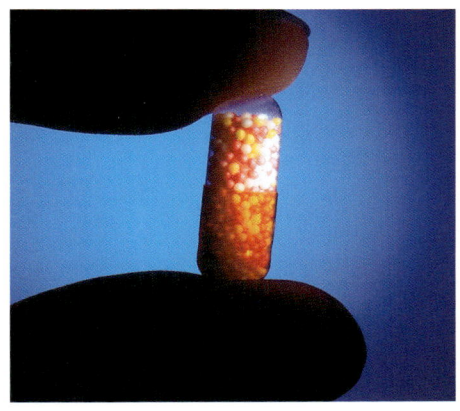

kann man dann einige Tage extrem salzarm leben: Oft hilft das. Wenn nicht, muss ein Wechsel des Mittels durchgeführt werden oder man geht von einer Zweierkombination auf eine Dreier- oder Viererkombination über. Die Kombinationen sind nicht das Schlimmste, denn: Durch die Blutdrucksenkung an mehreren Angriffsorten der Blutdruckregulation lässt sich die Dosierung der einzelnen Medikamente oft erstaunlich niedrig halten.

Besondere Gründe für die Wahl bestimmter Blutdrucksenker

Bluthochdruck mit Verengung der Herzkranzgefäße
- Kalziumantagonisten
- Betablocker

Bluthochdruck mit Herzschwäche
- Wassertreiber
- ACE-Hemmer
- ACE-Gegenspieler
- Kalziumantagonisten

Bluthochdruck mit einseitiger Nierenarterienverengung
- ACE-Gegenspieler
- Vorsichtig ACE-Hemmer

Bluthochdruck mit Nierenerkrankungen
- Kalziumantagonisten
- Vorsichtig ACE-Hemmer
- ACE-Gegenspieler
- Betablocker
- Fludex

Bluthochdruck mit Fettblut
- Alphablocker sind nicht mehr die erste Wahl

Bluthochdruck mit schnellem Herzschlag
- Betablocker

Bluthochdruck mit Phäochromozytom (Tumor des Nebennierenmarks)
- Alphablocker

Bluthochdruck in der Schwangerschaft
- Betablocker
- Nepresol
- Alphamethyldopa

Bluthochdruck mit Prostatavergrößerung
- Alphablocker

Besondere Gründe, bestimmte Blutdrucksenker nicht zu nehmen

Bluthochdruck mit verengender Atemwegserkrankung
- Betablocker

Bluthochdruck mit beidseitiger Nierenarterienverengung
- ACE-Hemmer
- ACE-Gegenspieler

67

Bluthochdruck mit Herzschwäche

■ Vorsichtig Betablocker

Bluthochdruck mit Fettblut

■ Wassertreiber
■ Bestimmte Betablocker

Bluthochdruck mit Zuckerkrankheit

■ Bestimmte Wassertreiber (besser: Flu-dex)

Bluthochdruck mit Gicht

■ Bestimmte Wassertreiber (besser: Flu-dex)

**Welche anderen Gründe
kann es geben, dass ein/mehrere Mittel
nicht wirkt/wirken?**

■ Anstieg des Körpergewichtes,
■ fortgesetzter Alkoholgenuss,
■ zu große Kochsalzaufnahme,
■ allzu geringe Dosierung der Medika-mente,
■ zu seltene und unregelmäßige Ein-nahme der Mittel,

> **Nur 20 % aller blutdruckkranken Männer und 40 % aller blutdruck-kranken Frauen nehmen verord-nete Blutdruckmittel regelmäßig ein.**

■ Wechselwirkung mit anderen Substan-zen,
■ Kombination zweier gleichsinnig wir-kender Mittel,
■ Unwirksamkeit von Salztreibern bei ei-nem Nierenwert von über 2,0,
■ Nierenprobleme mit abnehmender Fil-trierleistung,

■ unwissentliche Einnahme von Mitteln, die den Blutdruck erhöhen: »Pille«, Kortison, Rheumamittel.

Die Überwachung der Blutdruckbehandlung

1. Von Anfang an muss man eine unbe-queme Tatsache akzeptieren: Blutdruck behandeln heißt (meistens) lebenslang behandeln!

2. Der Blutdruck sollte täglich vom Patien-ten selbst gemessen und die Werte müssen aufgeschrieben werden. Immer

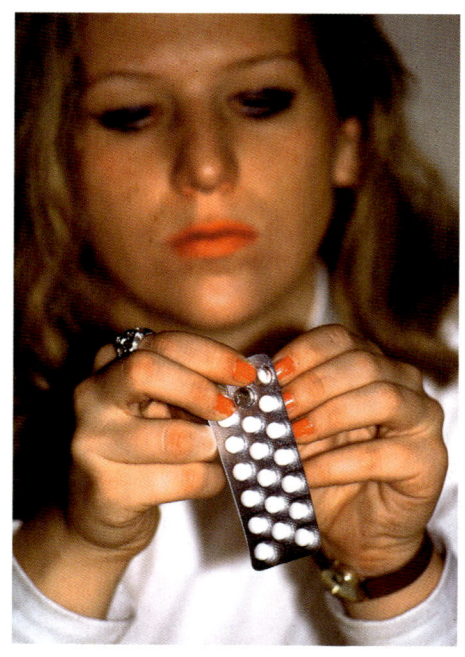

40 % der Frauen nehmen verordnete Blutdruckmittel regelmäßig ein.

Blutdrucksenker und die tägliche Kost

■ Kaliumreiche Gemüsesorten und -säfte, Obst und Obstsäfte sind ebenso wie kaliumhaltige Kochsalzersatzmittel dann zu meiden, wenn man wassertreibende Mittel nimmt, die Kalium im Körper zurückhalten (Arzt fragen!).

■ Vorsicht auch mit kochsalzarmer Kost bei Mitteln, welche Kochsalz ausschwemmen (Arzt fragen!); sie kann den blutdrucksenkenden Effekt dieser Medikamente zu nachhaltig verstärken, sodass Unterblutdruck droht.

■ Bei kochsalzausschwemmenden Mitteln wird eine kaliumreiche Kost empfohlen: Bananen, Bohnen, Erbsen, Marillen, Melonen, Möhren, Spargel und Zwetschgen. Ausreichend Magnesium und die Vitamine B und C aufnehmen. Bei langfristiger Behandlung ist auch mehr Kalzium erforderlich.

■ Die Einnahme von Betablockern begünstigt Nebenwirkungen, die man vorrangig mit einer Diät behandeln muss: Cholesterin- und Fettblut, Gewichtszunahme, Blutunterzuckerung bei gleichzeitiger Behandlung der Zuckerkrankheit und Neigung zu erhöhtem Blutkalium. Günstig ist also eine Energie reduzierte, cholesterin- und fettarme Kost mit dem Bemühen um Normalgewicht.

■ Wichtig ist ballaststoffreiche Kost.

■ Bei manchen Mitteln (Kalziumhemmer) kommt es häufig zum Anschwellen der Knöchel und Unterschenkel. In diesem Fall Versuch mit kochsalzarmer Kost.

■ Gewisse Mittel dürfen nicht gleichzeitig mit eiweißreichen Mahlzeiten eingenommen werden. Zusatz von Vitamin B12, Folsäure und Eisen kann erforderlich sein.

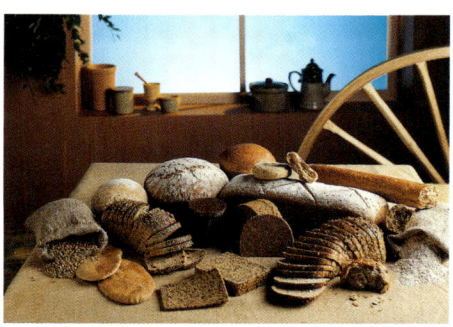

Wichtig ist ballaststoffreiche Kost!

wieder Messungen im Sitzen, Stehen und im Liegen durchführen. Zusätzlich den Blutdruck messen, wenn unangenehme Zeichen wie Schwindel oder Kopfschmerzen auftauchen. Immer den Pulsschlag mitmessen.

3. Häufige Blutdruckmessungen zu Beginn jeder Behandlung und wenn die Art der Behandlung gewechselt wird.

4. Wenn der Blutdruck gut stabilisiert ist, 1/4 jährlich zum Arzt gehen und die Blutdrucktabelle herzeigen.

5. Halbjährlich dem Arzt vorführen, wie man den Blutdruck misst. Eventuelle Fehler lassen sich dabei ausmerzen. Das Messgerät regelmäßig eichen lassen.

6. Arzttermine

Zu Beginn der Einstellung alle 2 Wochen das Kalium überprüfen. Dann 1/2-jährliche Prüfung von Blutzucker, Cholesterin, Blutfetten, Harnsäure, Kreatinin und Kochsalzausscheidung im Harn.

Jährlich EKG, Herzultraschall, Nierenultraschall, eventuell Ergometrie, großer Laborbefund und Augenarzt.

Jährlich 24-Stunden-EKG und 24-Stunden-Blutdruckmessung.

Bei der jährlichen Kontrolle wird immer wieder – zumindest die ersten Jahre – die Diagnose auf ihre Richtigkeit dahingehend überprüft, ob nicht doch eine fassbare organische Ursache für den Hochdruck vorliegt.

Erinnert sei an jene Krankheiten mit hohem Blutdruck, bei denen **operative Behandlungsmöglichkeiten** bestehen:

- Nierenkrankheiten,
- Nieren- und Harnleitersteine,
- Nierengefäßverengungen,
- Einengungen der Körperhauptschlagader,
- hormonbildende Tumoren und Überfunktion der Drüsen.

Hat sich der Blutdruck nach 1 – 2 Jahren beruhigt und normalisiert, kann man in Absprache mit dem Arzt versuchen, die »chemische« Behandlung abzusetzen. Die

Allgemeinmaßnahmen gegen den Blutdruck müssen bleiben. Das Absetzen der Mittel soll dabei langsam, schleichend und nicht überfallsartig erfolgen. Nicht zu selten sieht man dann, dass – wenigstens über einige Monate – der Blutdruck auch mit weniger oder ohne Pillen stabil bleibt. Man hat den Eindruck, dass man den einen oder anderen Blutdruck zähmen kann. Wenn der Dressureffekt wieder nachlässt, muss man halt wieder mit der vollen medikamentösen Behandlung beginnen.

Bei leichtem Bluthochdruck kann man schon nach 1/2 Jahr versuchen, die Pillen wieder wegzulassen.

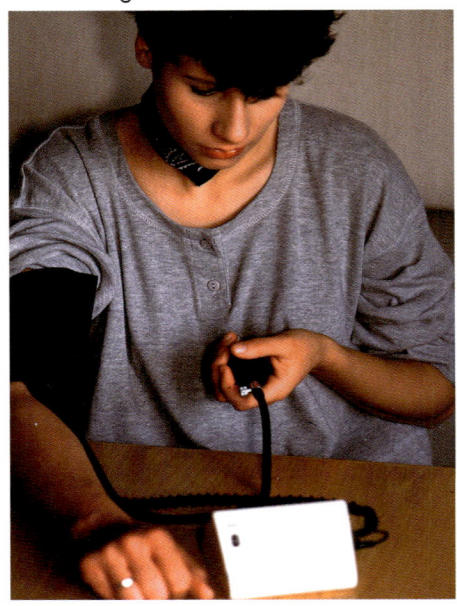

Der Patient sollte täglich selbst den Blutdruck messen.

70

Sonderformen des Bluthochdruckes

Der Belastungshochdruck

Man versteht darunter ein Blutdruckverhalten, bei dem nur unter körperlicher Belastung der Blutdruck in krankhafte Höhen schießt. Menschen, die dazu neigen, haben oft schon in Ruhe grenzwertig erhöhte Drucke.

Der rechtzeitige Nachweis eines Belastungshochdruckes ist bedeutungsvoll, denn:

- 1/4 aller Menschen, die zuerst nur unter Belastung mit dem Blutdruck hinaufgehen, bekommen später – einige Jahre danach –auf (lebenslange) Dauer einen ständigen Bluthochdruck.
- Menschen mit einem Grenzwert- und Belastungshochdruck bekommen in der Hälfte der Fälle einen Dauerbluthochdruck.

Noch etwas: Etwa 5 % der Bevölkerung reagieren unter Belastung nur mit einem Anstieg des 1. Wertes; es ist zudem noch zu wenig bekannt, ob dies Auswirkungen für später hat.

Diagnose

»Radfahren« als Belastungs-EKG (Ergometrie). Man beginnt mit 25 Watt und

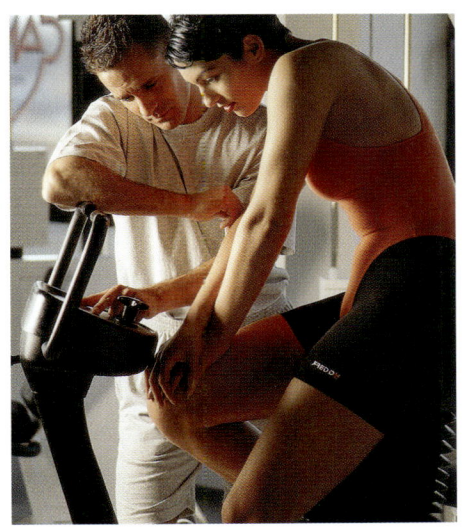

steigert alle 2 Minuten um 25 Watt. Oder man beginnt bei 50 Watt und steigert jede Minute um 10 Watt.

Eine ausreichende Aussagekraft ist meistens schon bei 100 Watt möglich und diese Stufe entspricht auch Alltagsbelastungen.

Achtung: Zum Nachweis einer Enge der Kranzgefäße ist diese Belastungsstufe meist nicht geeignet, da muss man höher belasten.

Normalwerte des Blutdruckes	RR unter Belastung
Bis 50 Jahre	unter 200/100
5 Minuten nach Belastungsende	unter 140/90
Ab 50 Jahre	unter 210/105
5 Minuten nach Belastungsende	unter 150/90

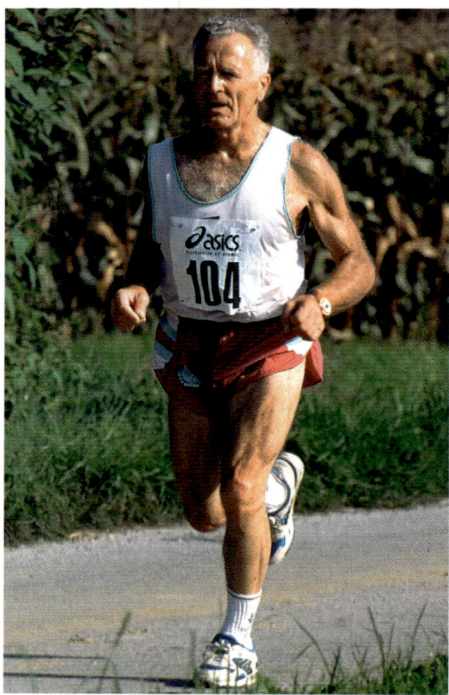

Trainierter Blutdruckpatient.

Interessant ist folgende Beobachtung: Die Unterschiede zwischen trainierten und untrainierten Menschen sind auffallend gering; größer sind die Unterschiede zwischen Alt und Jung.

Das Belastungs-EKG trifft in diesem Zusammenhang noch andere Aussagen:

■ Wie stark darf ich mich als Blutdruckpatient belasten?

■ Darf ich mich – ohne Gefahr – überhaupt belasten?

■ Wie spreche ich auf die Blutdruckbehandlung unter den Bedingungen des Alltags (der wird ja mit dem Belastungs-EKG nachgeahmt) an?

Behandlung

Sehr gut geeignet für die medikamentöse Behandlung sind die meisten Betablocker.

Der krisenhafte Bluthochdruck

Üblicherweise kommen dabei Werte von über 240/140 vor.

Die Bezeichnung »Hochdruckkrise« orientiert sich aber nicht alleine an der Höhe des Druckes.

Wesentlich sind daher

■ die Ausgangshöhe,

■ wie schnell der Druck angestiegen ist und

■ ob sich die Gefäße anpassen können.

Somit kann auch bei (relativ) niedrigen Werten eine Hochdruckkrise diagnostiziert werden.

Symptome

Herzweh, Angst, Schwindel, Schweißausbruch, Kopfschmerzen, Nasenbluten, Sehstörungen, Brechreiz, Störungen des Bewusstseins bis zur Ohnmacht und Bewusstlosigkeit.

An organischen Komplikationen drohen Herzenge, Herzinfarkt, Herzschwäche mit Wassersucht, Rhythmusstörungen und Nierenversagen.

Ursachen:

- einfach so, bei allgemeinem Hochdruck,
- Nikotinmissbrauch,
- nach Koliken,
- nach dem Absetzen von blutdrucksenkenden Mitteln,
- instrumentelle Untersuchungen von Mastdarm und Blase,
- selten nach Magen-Darm-Spiegelung,
- Nierenkrankheiten,
- Gefäßentzündungen,
- Vergiftungen und Allergien,
- Schwangerschaft, Wechsel und Hormone,
- Operationen, Verletzungen,
- Nervenkrankheiten.

Behandlung

Sie muss rasch erfolgen, um bleibende Schäden zu verhindern.

Geeignete Mittel gibt es als Kapseln, die man zerbeißen kann oder als Spray. Den Kapselinhalt muss man unter der Zunge zergehen lassen. Die Blutdrucksenkung tritt sofort ein. Solch ein Medikament muss jeder Blutdruckpatient zuhause haben bzw. als »kleiner Doktor« mit sich führen.

Empfehlenswerte Präparate: Buconif-Spray, Ospocard Spray, Adalat Kapseln, Gewadilat Kapseln, Majolat Kapseln, Nifedipin Kapseln.

Allgemein ist eine Senkung auf 180/95 vorläufig ausreichend, unter 160/90 sollte man nicht gehen. Am besten ist es, wenn man den Ausgangswert weiß: Der Blutdruck sollte bis dorthin gesenkt werden.

Bestehen die Anzeichen, dass Herz- und Hirnkomplikationen drohen, muss eine Intensivbehandlung im Spital eingeleitet werden.

Wer eine Blutdruckkrise mitgemacht hat, soll sich gründlich untersuchen lassen. Dabei muss (sollte) herausgefunden werden, was den krisenhaften Blutdruckanstieg verursacht hat. Eine Wiederholung dieser lebensgefährlichen Sache ist unter allen Umständen zu verhindern.

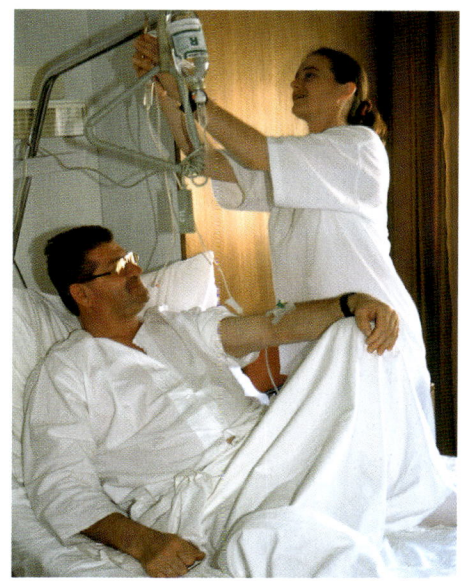

Drohen Herz- und Hirnkomplikationen muss eine Intensivbehandlung im Spital eingeleitet werden.

73

Zwei Dinge braucht der Blutdruckpatient also (auch für unterwegs): Einen Blutdruckapparat zur Selbstmessung und den kleinen chemischen Doktor.

Der bösartige Hochdruck

Es finden sich hier zweite Blutdruckwerte über 130. Die Krankheit des bösartigen Blutdruckes ist gekennzeichnet durch Nierenfunktionsstörungen und Zerstörungen des Augenhintergrundes.

Unbehandelt endet das Ganze in der Katastrophe des Nierenversagens und der hochdruckbedingten Gehirnvernichtung.

Die häufigste Quelle – mit der erstmals der Grundstein zur Bösartigkeit gelegt wurde – ist der »ganz normale« hohe Blutdruck! In jedem 2. Fall hat der »bösartige« als »normaler« Blutdruck begonnen.

Andere Gründe sind:
- Nierenkrankheiten,
- Gefäßverengungen,
- Gefäßentzündungen,
- Schwangerschaft und Hormonstörungen.

Symptome

Typisch ist die Verschlechterung eines schon länger bekannten Bluthochdruckes. Auffällig sind Kopfschmerzen, schlechteres Sehen, Gewichtsverlust und Leistungsknick.
Zeichen der Herzschwäche und Krampfanfälle können auftreten.

Im ärztlichen Befund wird immer das Gleiche konstatiert:
- hoher 2. Blutdruckwert,
- krankhafte Nierenwerte und schlechter Harnbefund,
- Blutarmut und wenig Blutplättchen,
- kranker Augenhintergrund.

Behandlung

Bösartiger Hochdruck bedeutet niemals, dass der Blutdruck nicht in den Griff zu bekommen wäre; es ist damit nicht gemeint, dass man die stärksten Mittel einsetzen müsste. Öfter ist es notwendig, mehrere verschiedene Blutdrucksenker miteinander zu kombinieren.
Wenn der Druck mittelfristig erfolgreich gesenkt wurde, ist auch die Verminderung der Tablettenzahl möglich.

Der Kinderhochdruck

Einen ständigen oder zeitweisen Bluthochdruck haben 3 bis 4 von 100 Kindern.

Als oberste, noch normale Blutdruckwerte werden erachtet:

3 bis 6 Jahre	110/70
7 bis 9 Jahre	120/75
10 bis 13 Jahre	130/80
14 bis 15 Jahre	135/85

Achtung:

Der 2. Blutdruckwert bei Kindern wird beim Leiser- und Dumpferwerden der Geräusche und nicht erst bei deren Aufhören bestimmt.

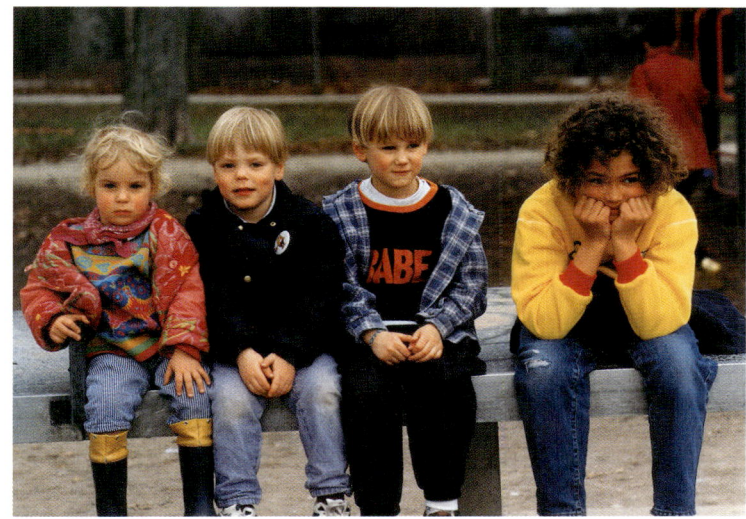

Auch
Kinder
können
hohen
Blutdruck
haben!

Als hoher Blutdruck im Kindesalter wird diagnostiziert, wenn bei einem 13-jährigen Kind in drei zeitlich getrennten Untersuchungen jeweils ein Druck von über 140/90 gemessen wurde.

Symptome

Sehr oft sind keine vorhanden. Sonst Wachstumsstörungen, Unruhe, Blässe, Kopfschmerzen, Schwindel, Erbrechen, Nasenbluten, Sehstörungen.

Ursachen

Im Gegensatz zum Erwachsenen ist der allgemeine Bluthochdruck beim Kind sehr selten. Die häufigsten ursächlichen Gründe sind Nierenkrankheiten und Nierengefäßstörungen, die Körperschlagaderverengung (Aortenisthmusstenose) und der Hormonhochdruck.

Diagnose

Wichtig: Die Oberarmmanschette soll mindestens 2/3 de⁻ Oberarmlänge bedecken.

Mit einer zu schmalen Manschette wird ein fälschlich überhöhter Druck gemessen.

Alle sonstigen Untersuchungen sind so wie beim Erwachsenen.

Behandlung

Sie soll nach Möglichkeit heilend sein. Dies ist auch durchführbar, weil die allermeisten Überdrucke beim Kind eine gesicherte Ursache haben und operativ behebbar sind.

In der medikamentösen Behandlung werden Betablocker, Wassertreiber und Kalziumhemmer bevorzugt.

75

Der Schwangerschaftshochdruck

Wann spricht man davon?

Wenn

- der 1. Wert um 30 höher ist als zu Beginn der Schwangerschaft,
- der 1. Wert über 140 – 150 ist,
- der 2. Wert um 15 höher ist als zu Beginn der Schwangerschaft,
- der 2. Wert über 90 liegt.

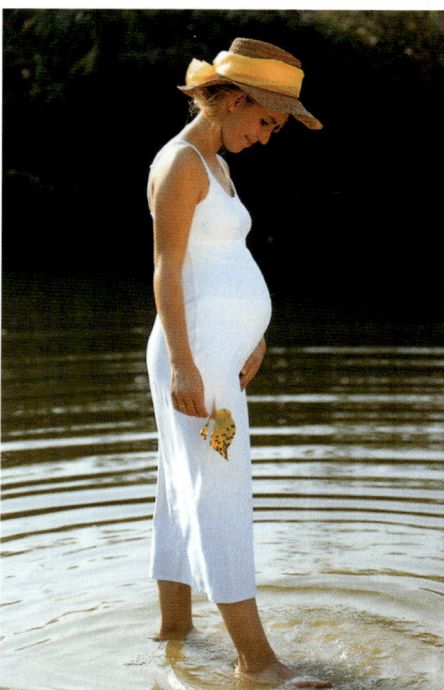

Bluthochdruck in der Schwangerschaft muss besonders sorgfältig behandelt werden.

Achtung:

- Den Blutdruck muss man bei der Schwangeren im Sitzen messen, weil im Liegen die untere Hohlvene zusammengedrückt und dadurch ein falscher Wert ermittelt wird.

- Während des Messens nicht sprechen.

- Den 2. Wert beim Leiserwerden der Geräusche ablesen und nicht erst beim Aufhören.

Hinsichtlich der Entstehungsgeschichte gibt es mehrere Möglichkeiten. Zum einen kann der Hochdruck durch die Schwangerschaft (Hormone!) verursacht oder durch diese verschlechtert worden sein. Zum anderen kann der Hochdruck unabhängig von der Schwangerschaft als »allgemeiner« Bluthochdruck bestehen oder es handelt sich schließlich um einen vorübergehenden Schwangerschaftshochdruck. Dieser tritt in den letzten 3 Monaten vor der Geburt auf und bildet sich bis zum 10. Tag nach der Geburt wieder zurück.

Insgesamt haben 20 % aller Schwangeren einen Blutdruckanstieg. Etwas häufiger davon betroffen sind die Erstgebärenden und ältere Schwangere. Normalerweise sinkt bei schon seit längerer Zeit hochdruckkranken Frauen in der Frühschwangerschaft der Blutdruck um 15, was nicht zur Annahme verleiten darf, der Bluthochdruck sei weg. Bei übergewichtigen Frauen ist wegen des vergrößerten Oberarmumfanges eine größere Blutdruckmanschette erforderlich. Die Bedeutung des Schwangerschaftshochdruckes ergibt sich aus der 2- bis 3fach höheren Gefährdung des Kindes.

Die Ursachen sind im Wesentlichen unge-klärt. Überlegt werden Durchblutungsstö-rungen und Gefäßerkrankungen im Mut-terkuchen und in der Gebärmutter.

Symptome

In den schwersten Fällen einer Blutdruck-komplikation in der Schwangerschaft, »Eklampsie« genannt, finden sich Sehstö-rungen, Kopfschmerzen, Ohrensausen, Erbrechen, Schwindel, Krämpfe und Be-wusstlosigkeit.

Typisch sind die 3 Zeichen:

- Hochdruck,
- Eiweiß im Harn und
- Wasserbeine.

Selten kann auch eine Gelbsucht auftre-ten. Leichte und mittelschwere Formen ha-ben entweder keine Symptome oder sol-che wie unter »allgemeiner Hochdruck« beschrieben.

Die wichtigsten Komplikationen sind Nie-renversagen und Fehlgeburten.

Eine Früherkennung wäre nur möglich, wenn man im letzten Schwangerschafts-drittel wöchentlich Blutdruck, Körperge-wicht und Harn kontrollieren könnte.

Behandlung

Allgemein kochsalzarme Kost und Flüssig-keitsbeschränkung; ein strenges Salzre-gime wird einheitlich nicht mehr empfoh-len.

Bettruhe, besonders die Linksseitenlage hat in der Schwangerschaft eine deutlich blutdrucksenkende Wirkung.

Ab 140/90: Schonung, Meiden von Be-lastungen und Anstrengungen, genügend Nachtschlaf.

Ab 160 – 170/100 – 110: medikamen-töse Behandlung.

Nur wenige Mittel sind geeignet, vor allem Betablocker. Geeignete Mittel zweiter Wahl sind Isoptin, Ebrantil und Nepresol. Die meisten anderen Blutdrucksenker sind nicht empfehlenswert. Nur in schwersten Fällen von Bluthochdruck ist die vorzeitige Beendigung der Schwangerschaft notwen-dig.

Bei schon eingetretener Nierenkrankheit (»Gestose«) wird die Eiweißzufuhr gestei-gert. Wichtig ist tierisches Eiweiß, auch Vegetarierinnen sollten zumindest Milch, Milchprodukte und Eier in ihren Speise-plan miteinbeziehen. Die früher empfoh-lene, drastische Verminderung der Koch-salzaufnahme ist nicht sinnvoll, häufig so-gar schädlich. Dies bezieht sich auf die einstmals beliebten Reistage. Die bei »Gestose« auftretenden Wasseransamm-lungen werden durch eine Kochsalzbe-schränkung nicht verringert, sondern viel-mehr nur durch eine gesteigerte (!) Koch-salzzufuhr gebessert.

Der Seniorenhochdruck

Gemeinsam mit dem Älterwerden der Menschen nimmt die Zahl der älteren Blut-druckpatienten zu. Als Beginn des »Al-ters« nimmt man das 60. Lebensjahr an.

Die gesonderte Besprechung findet ihre Begründung darin, dass der ältere Mensch

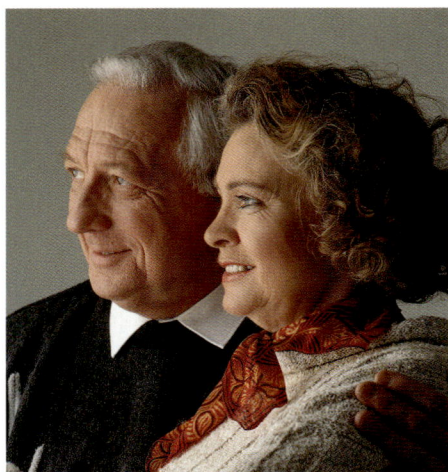

Mit dem Alter steigt der Blutdruck!

- schlechtere Kreislaufreflexe hat und sich schlechter anpassen kann und
- viel empfindlicher auf Medikamente anspricht als ein Junger.

Als Grenzwert gilt auch im Alter ein Wert von 140/90.

Wenn nur der 1. Wert darüber hinaus erhöht ist, dann ist dies bloß ein Zeichen für weniger elastische Gefäße. Eine zwingende Behandlungsnotwendigkeit ergibt sich daraus noch nicht. Immer wieder kommt es vor, dass sich ältere Menschen nur bei »ihrem« 1. erhöhten Wert so richtig wohl fühlen.

Unbedingt mit Medikamenten behandelt werden sollte bei Drucken von über 180/100. Vorher können Allgemeinmaßnahmen versucht werden, wie mehr Ruhe, Spazierengehen und salzarme Kost.

Wenn man schon älter ist, erfordert das Pilleneinnehmen erhöhte Vorsicht:

1. Der Blutdruck soll langsam innerhalb von 1 bis 2 Wochen gesenkt werden. Nieren, Gefäße und das Herz selbst brauchen viel länger, um sich veränderten Drucken anpassen zu können.

2. Es müssen wiederholte Blutdruckkontrollen erfolgen, vor allem im Stehen.

3. Ein einziges Blutdruckmittel ist einer Kombination vorzuziehen; das heißt, die Behandlung soll einfach und leicht überschaubar sein.

Im Alter: Keine »Pulverturm«-Therapie!

4. Nebenwirkungen treten leicht auf, daher immer mit der geringstmöglichen Dosis beginnen.

5. Patienten mit grünem Star tropfen die erkrankten Augen sehr häufig mit einem Mittel ein, das als wirksame Substanz einen Betablocker enthält. Dieser kann bereits blutdrucksenkende Wirkung haben, sodass man mit einem zweiten Betablocker (als Pille gegen den Blutdruck) vorsichtig sein muss.

6. Folgende unerwünschte Reaktionen sind oft zu beobachten:

- Kaliummangel: Macht müde, schlapp und traurig bis zur Depression.
- Austrocknung durch Wassertreiber.
- Rhythmusstörungen können ebenfalls Folge einer Kaliumverarmung sein.
- Blutdruckabfall im Stehen. Vorsicht, Stürze drohen!

- Die Gehirndurchblutung nimmt ab, Vergesslichkeit kann stärker werden. Verwirrtheit tritt plötzlich auf.

- Die Nierendurchblutung nimmt ab, wodurch sich Schlackenstoffe im Körper anhäufen.

- Depressive Neigungen können in eine echte Depression übergehen.

Vieles spricht dafür, dass bei über 85-Jährigen ein mäßig erhöhter Blutdruck ein Zeichen größerer gesundheitlicher Stabilität, ein niedriger Blutdruck dagegen ein Risiko sein kann.

Die Gefahren einer zu starken Blutdrucksenkung beim älteren Menschen

Der Nutzen einer Blutdrucksenkung und Normalisierung auch bei Menschen, die das 80. Lebensjahr überschritten haben, ist unter Experten weltweit anerkannt. So wissen wir, dass durch die Behandlung des Bluthochdruckes in dieser Altersgruppe das Vorkommen von Schlaganfall um 35 %, von Herzschwäche um 40 % und von Herzinfarkt um 22 % gesenkt

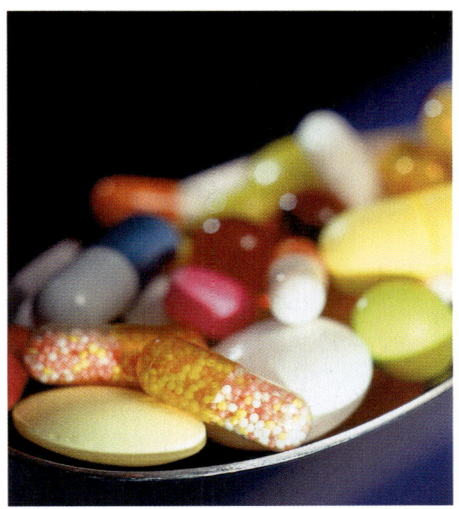

Keine »Pulverturm«-Therapie im Alter!

werden kann. Diesen erfreulichen Ergebnissen stehen Beobachtungen gegenüber, die über negative Auswirkungen einer Blutdrucksenkung berichten.

Stürze, Schwindel und Benommenheit werden im Rahmen einer Blutdruckbehandlung oft auf einen Blutdruckabfall im

Symptome bei zu starker Blutdrucksenkung

- Benommenheit, Schwindel, Schwäche, Sturz, Verletzung
- Mangeldurchblutung des Gehirns, Schlaganfall, Einschränkung von Denkleistung und Aufmerksamkeit, Vergesslichkeit, »Demenz«
- Mangeldurchblutung der Netzhaut des Auges – Sehverschlechterung
- Mangeldurchblutung des Herzens – Angina pectoris, Herzinfarkt
- Verschlechterung der Lebensqualität

Stehen zurückgeführt. Tatsächlich ist aber die mangelnde Regulation des Blutdruckes im Stehen häufig, wie überhaupt Blutdruckprobleme beim älteren Menschen häufig sind. Ursachen dafür sind die Starrheit der Blutgefäße, die abgeschwächte bis fehlende Windkesselfunktion, die oft eingeschränkte Reserve des Herzmuskels, eine verminderte Ansprechbarkeit der »Blutdruckfühler«, die Neigung zu Austrocknung und anderes.

Neueste Untersuchungen an Bewohnern von Seniorenheimen belegen zudem, dass die Fehlregulation des Blutdruckes im Stehen offenbar nicht selten die Ursache von Stürzen ist.

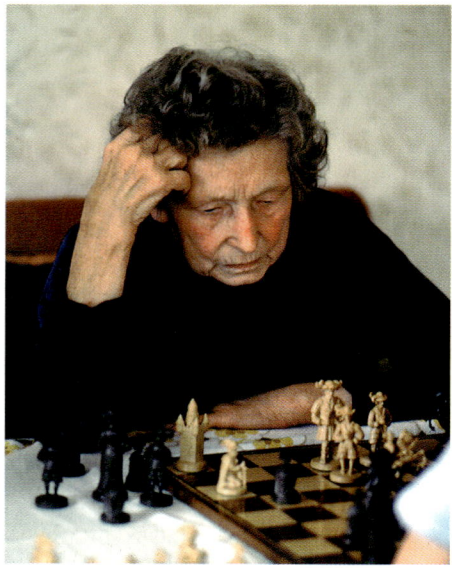

Was die Mangeldurchblutung des Gehirns betrifft, konnte keine Zunahme von Schlaganfällen durch eine moderate Blutdrucksenkung gesehen werden – auch dann nicht, wenn bei Patienten mit Herzschwäche sehr niedrige Blutdruckwerte in Kauf genommen werden mussten. Einzelne Berichte über Komplikationen beziehen sich meist auf Patienten mit hochgradigen Einengungen oder Verschlüssen von hirnversorgenden Blutgefäßen.

Gehirnleistungen und **Demenzen** werden durch die Blutdrucksenkung sogar gebessert. Niedrige Blutdruckwerte bei Patienten mit Alzheimer oder Arteriosklerose werden als Folge der Hirnschrumpfung, aber nicht als deren Ursache angesehen.

Eine Häufung von **Herzkomplikationen** bei zu tiefer Senkung des 2. Blutdruckwertes wird immer wieder behauptet. Tatsächlich haben Menschen mit isoliertem 1. hohem Blutdruckwert und sehr tiefem 2. Wert das höchste Herzrisiko überhaupt. Tiefe 2. Blutdruckwerte bei älteren Menschen sind in der Regel Hinweis auf eine fortgeschrittene Gefäßverkalkung und somit Hinweis auf ein hohes Herzrisiko.

Akute Gefahren zu starker Blutdrucksenkung gibt es im Akutstadium von Schlaganfällen. Bei akuten Durchblutungsstörungen des Gehirns wird demgemäß entweder überhaupt auf eine Blutdrucksenkung verzichtet oder, wenn unumgänglich, diese schrittweise erfolgen unter ständiger Blutdrucküberwachung.

Zur Lebensqualität durch Blutdrucksenkung lassen sich keine sicheren Aussagen machen, da es keine diesbezüglichen Untersuchungen gibt.

Allgemein werden die Gefahren zu starker Blutdrucksenkung beim älteren Menschen meist überschätzt. Grundsätzlich sollte die Blutdrucksenkung behutsam beginnen, aber letztlich bis zum Versuch der völligen Blutdrucknormalisierung fortgesetzt werden. Neu auftretende Beschwerden unter der Behandlung sollten genau beobachtet und nicht »automatisch« als »Nebenwirkung« der Blutdruckbehandlung aufgefasst werden.

Der Nierenhochdruck

Dabei sitzt das Übel im »Filter« des Blutkreislaufes. Der Nierenhochdruck kann auf 2 Arten entstehen: Entweder durch Befall des Nierengewebes oder der Nierengefäße selbst.

Der Nierengewebshochdruck

Die Ursachen für den Nierengewebshochdruck sind sehr vielgestaltig: Bazillen, giftige Eiweißprodukte aus der körpereigenen Abwehr und bei Tumoren, außerdem Medikamente und Schwermetalle.

Unter den Medikamenten kommen Schmerzmittel, Antibiotika und Medikamente gegen Epilepsie in Frage.

Weitere Ursachen sind aus anderen Organen verschleppte Erreger, Röntgen- und Radiumbestrahlungen. Ein gutes Terrain zur Entwicklung findet der Nierenhochdruck bei:

Zuckerkrankheit, allgemeinem Bluthochdruck, Harnstauungen, Schwangerschaft, ärztlichen Eingriffen mit Instrumenten, chronischer Verstopfung, Gicht, Störungen der Blutsalze und Krankheiten der Muskeln und Nerven.

Symptome

Sie können so lange fehlen, bis eine Nierenschädigung eingetreten ist, sonst findet man Müdigkeit, Abgeschlagenheit, Kopfschmerzen, Appetitlosigkeit, Brechreiz, Rückenschmerzen, Gewichtsverlust, häufiges, dranghaftes Urinieren.

Zeitweise kommt Fieber vor, eine Blutarmut stellt sich ein.

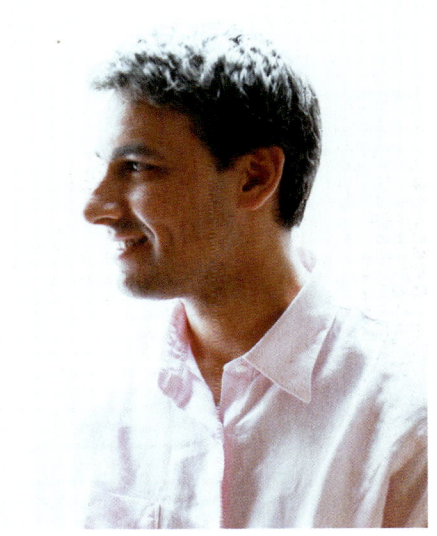

Nierengefäßhochdruck – meist vor dem 45. Lebensjahr!

Diagnose

Der Harnbefund ist unverlässlich und wechselt sehr stark. Die Blutsenkung ist erhöht, die roten Blutkörperchen und das Kalium sind vermehrt. Im Ultraschall sieht man die verkleinerten Nieren. Zusätzlich können Röntgen und eine Gewebsentnahme (= Nierenbiopsie) sowie eine Gefäßuntersuchung erforderlich sein.

Nicht zu vergessen ist, dass auch Störungen der ableitenden Harnwege zu einem Nierengewebshochdruck führen können, besonders in den Harnleitern stecken gebliebene Steine können dies verursachen.

Der Nierengefäßhochdruck

Die Ursachen des Nierengefäßhochdruckes sind hauptsächlich Verengungen der Körperschlagader und der Nierenschlagader. Solche Verengungen können angeboren oder durch Entzündungen, Verkalkungen, Verletzungen und Tumoren bedingt sein.

Die Nierengefäßverengung führt zu einer Störung des Hormonhaushaltes in der Niere. Die Folge davon ist eine »Ventilverstellung« im Organ und im Weiteren hoher Blutdruck.

Symptome

Auffällig kurze Krankheitsdauer und schnelle Verschlechterung eines bestehenden Bluthochdruckes. Auftreten meist vor dem 45. Lebensjahr. Kein überdurchschnittlich häufiges Vorkommen in der Familie. Unregelmäßiger Pulsschlag mit Herzflimmern und niedrigem Kaliumspiegel.

Diagnose

Am wichtigsten ist die Untersuchung der Nierenblutgefäße. Ein Katheter wird durch die Oberschenkeladern vorgeschoben.

Im Nierenvenenblut wird der Stoff »Renin« gemessen. Wenn der Reninspiegel nach der Einnahme eines ACE-Hemmers ansteigt, wird das als Beweis für eine Nierengefäßerkrankung angesehen.

Behandlung

1. Dehnung der Verengung mittels Katheters.

2. Hilft oder funktioniert die Dehnung nicht, so wird operiert; es gibt die Möglichkeit der Gefäßplastik, der Bypassoperation (Umleitung) oder das Einsetzen einer Gefäßprothese usw. Im ungünstigsten Fall wird ein Teil oder die ganze Niere entfernt.

3. Medikamentös sind ACE-Hemmer wirksam.

Der Herzhochdruck

Hier geht die Blutdruckerhöhung von Störungen des Herzens aus. Am wichtigsten sind die schon bekannte Verengung der Hauptschlagader (Aortenisthmusstenose), die undichte Aortenklappe, die Überaktivität des Herzens und die Arteriosklerose.

Beim Herzhochdruck ist häufig nur der 1. Wert erhöht, während der Mitteldruck normal ist. Diese Blutdruckform ist teilweise – wie wir bereits wissen – durch Operation behandelbar.

Der Nervenhochdruck

Der häufigste Grund ist eine »Überspannung« im inneren Nervensystem. Beide Blutdruckwerte sind erhöht, typisch sind starke Schwankungen und Gefäßstörungen; Verstopfung findet sich oft, sie kann sogar zum Darmverschluss führen.

Wichtigste Maßnahmen sind Ruhe, Betablocker und Kalziumhemmer.

Auch Psychotherapie kann helfen.

Darüber hinaus können natürlich alle anderen Krankheiten des Nervensystems, wie Entzündungen, Verletzungen, Tumoren und Vergiftungen, zu Hochdruck führen.

Der Hormonbluthochdruck

Praktisch alle hormonerzeugenden Drüsen können zum Auslöser eines Hochdruckes werden. Die Symptome sind nur teilweise von der Art der auslösenden Drüse abhängig. Die Nebenniere kann 3 Krankheiten erzeugen, die als »Phäochromozytom«, »Conn« – und »Cushing-Krankheit« bezeichnet werden.

Das Phäochromozytom

Ein Tumor des Nebennierenmarks erzeugt verstärkt das Hormon Adrenalin. Diese Geschwulst ist der »Schauspieler« unter den Tumoren! Unzählige Symptome sind möglich. Am häufigsten kommen folgende vor: übermäßiges Schwitzen, Kopfschmerzen, Angst, Schwindelzustände, Reizbarkeit und Erschöpfung, unregelmäßiger Puls (mit Wechsel rasch-langsam), Herzenge, Blutdruckabfall im Stehen. Außerdem Sehstörungen, Verstopfung, Gewichtsabnahme, Atemnot und Hochdruckkrankheit des Gehirns.

Diagnose

In 24 Stunden lang gesammeltem Harn wird Adrenalin stark erhöht nachgewiesen. 5 – 7 Tage vorher und während der Sammelperiode sollten – falls möglich – keine Medikamente eingenommen werden.

Auch muss auf der Genuss von Vanille, Nüssen, Mandeln, Bananen, Kaffee, Käse und Nikotin verzichtet werden.

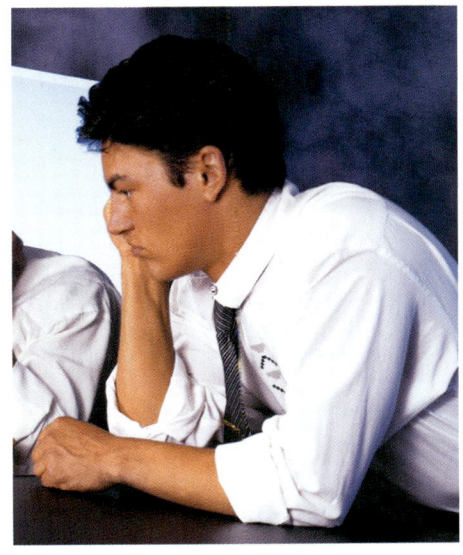

Beim Hormonblutdruck ein häufiges Symptom:
Reizbarkeit und Erschöpfung!

Genau geortet wird der Tumor mittels CT, Ultraschall und Radioaktivität. Der ganze Untersuchungsablauf muss sehr schonend vor sich gehen, da leicht lebensgefährliche Blutdruckschwankungen auftreten können.

Behandlung

Die Operation ist das Mittel der Wahl.

Medikamente gibt man dann, wenn der Tumor nicht gefunden (er sitzt dann eben nicht im Nebennierenmark, sondern irgendwo am sympathischen Nerv, der gleich aufgebaut ist wie das Nebennierenmark) oder operiert werden kann.

Die Conn-Krankheit

Die Nebennierenrinde produziert (einfach so) zu viel blutdrucksteigerndes Hormon

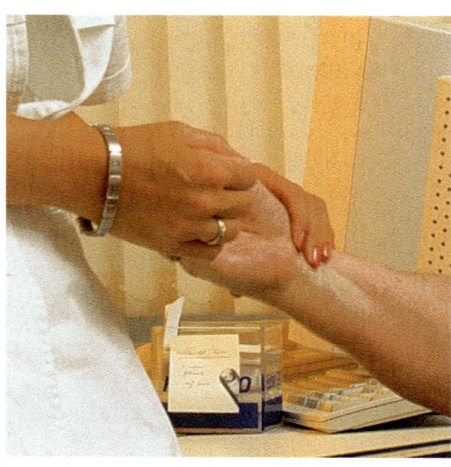

Unregelmäßiger Puls:
Hinweis auf Kaliumveramung.

84

Aldosteron oder der Hormonüberschuss geht von einem Tumor aus.

Symptome

Wie auch sonst bei hohem Blutdruck; zusätzlich Muskelschwäche, Müdigkeit, starker Durst, Harnflut, Wasserbeine, Verstopfung, gesteigerte Nervenreflexe. Unregelmäßiger Puls ist der Hinweis auf die Kaliumverarmung.

Diagnose

Zu wenig Kalium im Blut und zu viel im Harn. Zusätzlich Hormonbestimmung im Harn. Wassertreibende Mittel müssen 5 – 20 Tage vorher abgesetzt werden.

Geortet (links oder rechts) wird die befallene Nebennierenrinde durch CT und Radioaktivität.

Behandlung

Operation. Nach einer Entfernung beider Nebennieren (eine ist für den Betrieb des Körpers leicht ausreichend) muss lebenslang Kortison eingenommen werden.

Ist die Operation nicht durchführbar, besteht die Möglichkeit einen Gegenspieler des Aldosterons einzusetzen, z. B. das Präparat Aldactone.

Nicht immer muss bei der Conn-Krankheit die Nebenniere selbst schuld sein. Auch ein fortgeschrittener gewöhnlicher Bluthochdruck kann die Nebenniere so reizen, dass sie beginnt, krankhafte Mengen an Aldosteron auszuschütten.

In so einem Fall muss vorrangig das Grundübel behandelt werden.

Die Cushing-Krankheit

Der hohe Blutdruck entsteht hier durch eine übermäßige Ausschüttung des Hormons Kortison. Die Ursachen können Tumoren der Nebennierenrinde sein, aber auch eine übermäßige Reizung durch die dem Organ übergeordnete Hirnanhangsdrüse.

Symptome

Hoher Blutdruck, Fettsucht des Oberkörpers mit Büffelnacken und Mondgesicht, rote Streifen an Bauch und Hüften, Akne, männliche Behaarung bei Frauen, verstärkte Hautfärbung, Knochenschwund und traurige Verstimmung.

Diagnose

Labormäßiger Nachweis des krankhaft hohen Kortisonspiegels, CT.

Achtung:

Cushing-Veränderungen gibt es auch bei Alkoholismus und langjähriger Kortisoneinnahme.

Behandlung

Operation und medikamentöse Behandlung je nach Ausgangssituation.

Der Medikamentenhochdruck

Er ist keinesfalls selten. Immer daran denken muss man, wenn sich ein bestehender Bluthochdruck ohne sonst erkennbaren Grund verschlechtert. Menschen mit einer Neigung zu überhöhtem Blutdruck haben zudem eine gesteigerte Empfindlichkeit

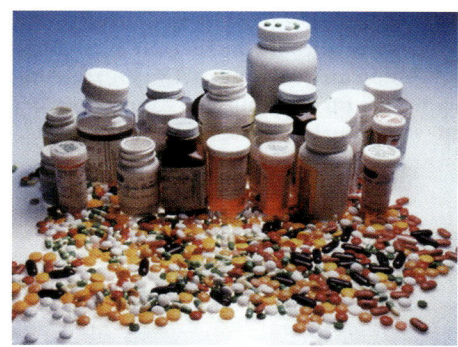

Medikamente selbst können zum Auslöser von Bluthochdruck werden.

gegenüber Pillen, die blutdrucksteigernd wirken könnten.

Folgende Medikamente sind mögliche »Blutdrucktreiber«:

Die Pille, Rheumamittel, Asthmapräparate, abschwellende Nasen- und Augentropfen, Schilddrüsenhormone, Kortison, männliche Hormone (Doping), Stoffe aus der Lakritze, Psychopharmaka, Tuberkulosemittel, Antibiotika, Sulfonamide, Gold, Jod und Seruminjektionen.

Zum besseren Verständnis muss wohl gesagt werden, dass diese Medikamente nur in gewissen Einzelfällen und natürlich nicht im Normalfall zu hohem Blutdruck führen.

Die mengenmäßig größte Bedeutung hat eindeutig die Pille. Man schätzt, dass von 100 Frauen, welche die Pille nehmen, jede 5. Frau eine Hochdruckkrankheit davon bekommt.

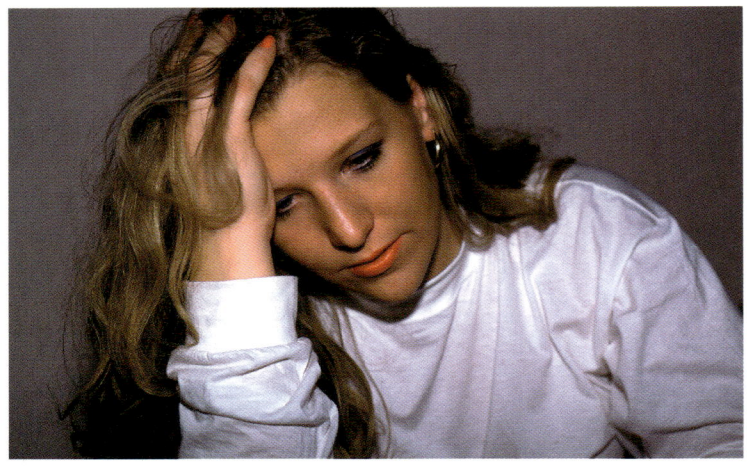

Die blut-
druckerhöhte
Pillenfrau
soll eventuell
andere
Möglichkeiten
der
Empfängnis-
verhütung
überlegen.

Begünstigend wirken:

- unregelmäßiger Blutdruck,
- Neigung zu überhöhtem Druck,
- Übergewicht,
- familiäre Belastung,
- Fettblut,
- Zuckerkrankheit,
- anderweitige Gefäßleiden.

Das Absetzen der Präparate führt bei mildem Hochdruck in der Regel zur Normalisierung des Blutdruckes.

Wie soll die blutdruckerhöhte Pillenfrau vorgehen?

RR bis 140/90:
Weiter kontrollieren!

RR 140-160/90-95:
1. Präparat mit geringem Östrogenanteil wählen.
2. Medikamentöse Blutdruckbehandlung.

RR höher als 160/90:
1. Kombi-Pille absetzen. Pille mit reinem Gestagen nehmen.
2. Eventuell andere Möglichkeiten der Empfängnisverhütung überlegen.
3. Medikamentöse Blutdruckbehandlung.

RR über 220/120:
1. Pille sofort absetzen.
2. Intensive Blutdruckbehandlung.

Zur Behandlung des anderweitig medikamentös bedingten »Pharma-Hochdruckes« genügt es im Allgemeinen, die Präparate abzusetzen.

Komplikationen des Bluthochdruckes

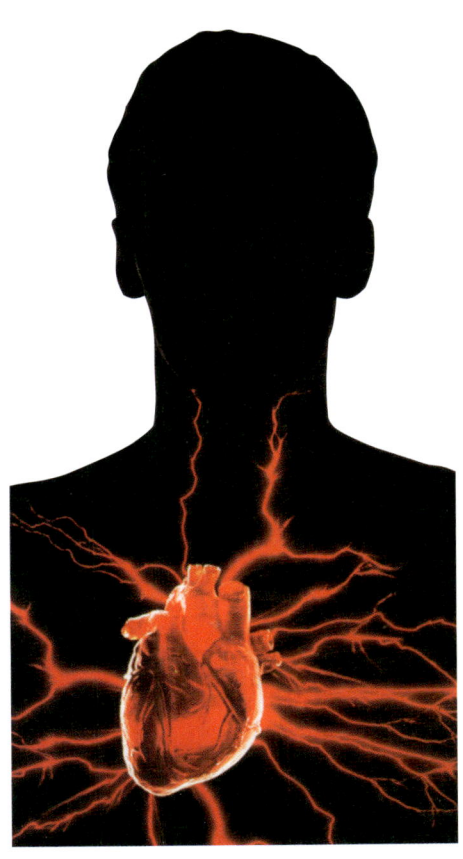

Das Hochdruckherz

Das Herz leidet stark und frühzeitig unter der hohen Druckbelastung. Sowohl Herzmuskel als auch Kranzgefäße werden geschädigt. Der Prozess verläuft schrittweise. In den ersten Stadien vergrößert und verdickt sich der Herzmuskel, die Innenwand der Kranzgefäße wird aufgescheuert.

In den nachfolgenden Phasen erweitert sich der Herzmuskel und die Kranzgefäße können das Herz nicht mehr ausreichend mit Blut und Sauerstoff versorgen. Die Durchblutungsnot im Herzmuskel wird schließlich größer, weil die Kranzgefäße mit der Größenzunahme des Herzens nicht Schritt halten können.

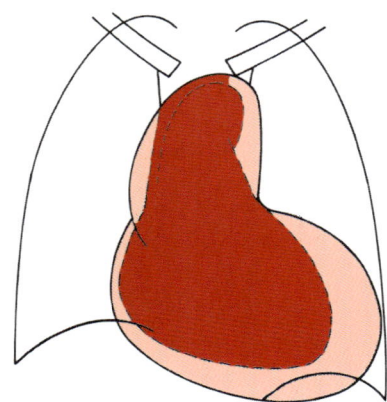

Bei hohem Blutdruck vergrößert sich das Herz.

Symptome

- Herzklopfen und schmerzhafte Herzenge (auch wenn noch keine Verkalkung vorliegt),
- Rhythmusstörungen,
- Kopfschmerzen und Schwindel,
- Atemnot und Wassersucht, wenn das Herz sich erweitert hat.

Behandlung

- Medikamente und (eventuell) »Reparatur« der Kranzgefäße.

Selbsthilfe

- Körperliche Schonung und ausreichend Nachtruhe,
- Kochsalz unter 5 g/Tag,
- Abbau von Übergewicht,

- Meiden von Nikotin, Alkohol und Kaffee,
- Entspannungsübungen.

Herzrhythmusstörungen

Normal ist eine regelmäßige Schlagfolge zwischen 60 und 80. Extraschläge oder »Extrasystolen« treten bei allen Gesunden immer wieder auf und sind meistens harmlos.

Zu beachten und eventuell gefährlich sind sie dann, wenn die Extraschläge die Herzpumpleistung herabsetzen. Bluthochdruck kann zu Rhythmusstörungen führen.

Symptome

- »Herzklopfen« und Stolpern oder Stiche,
- »Starkes Schlagen«,
- »Rumpeln«. So, als würde sich das Herz »umdrehen« und beim Hals herauskommen.

Ein Großteil aller Extraschläge wird überhaupt nicht bemerkt. Die Diagnose wird durch das EKG ermöglicht. Eine präzise Abschätzung ist durch das Langzeit-EKG über 24 Stunden möglich.

Behandlung

- Normalisierung des Blutdruckes und Behebung der Ursachen,
- Selbsthilfe,
- genügend Schlaf, Kaffee und Tee nur in kleinsten Mengen, Alkohol selten, Nikotin gar nicht.

Versuche haben gezeigt, dass Menschen, die regelmäßig Omega-3-Fettsäuren aufnehmen, ein »elektrisch« stabileres Herz haben und weniger oft unter Rhythmusstörungen leiden. Empfehlung: 2-mal pro Woche Seefisch essen. Günstig sind Hering, Lachs und Makrele.

Die Herzschwäche

Eine Herzschwäche liegt dann vor, wenn das Herz nicht so viel Blut durch den Körper pumpen kann, wie der Kreislauf braucht. Sind schon in Ruhe Symptome vorhanden, spricht man von einer Ruheschwäche, sonst von einer Belastungsschwäche. Bei lang dauerndem Bluthochdruck reagiert der Herzmuskel mit einer Wandverdickung, die aber mit zunehmender Krankheitsdauer in eine Wanderschlaffung übergeht: Das Herz »geht aus dem Leim«.

Symptome

Das für den Betroffenen auffälligste Symptom ist die Atemnot bei Belastung. Der Puls ist meistens beschleunigt und öfter geht das Herz unregelmäßig. Wird die Niere schlechter durchblutet, sammelt sich Wasser im Körper an und die Beine schwellen an. Durch die bessere Nierendurchblutung im Liegen, wird in der Nacht vermehrt Wasser ausgeschieden und das nächtliche Wasserlassen kann sehr störend werden.

Behandlung

- Ursächliche Behandlung des hohen Blutdruckes,
- körperliche Schonung und salzarme Schonkost.

Die Wertigkeit der Herzentlastung wird verständlich, wenn man bedenkt, dass ein Herz unter maximaler Belastung bis zu 30 l Blut pro Minute bewältigen muss und der Blutdruck auf das Doppelte ansteigen kann. In der Kost sind kaliumreiche Lebensmittel wichtig. Alkohol und Nikotin sind streng zu meiden. Salzreiche Lebensmittel müssen beschränkt werden: Brot und Gebäck, Wurst, Geselchtes, Pasteten, Fisch, Fleisch und Käse. Günstig ist eine vegetarische Kost.

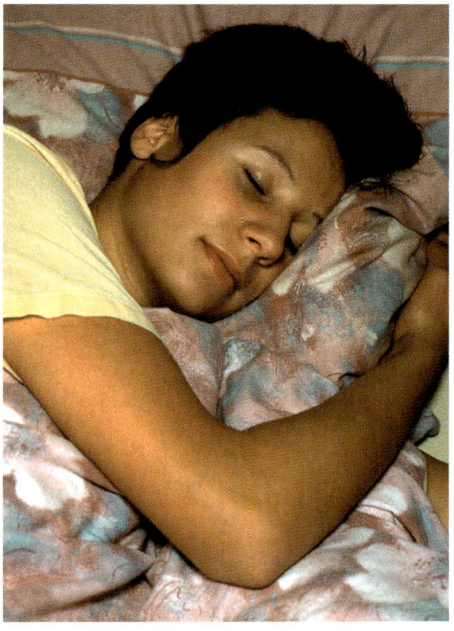

Bei Herzrhythmusstörungen auf genügend Schlaf achten!

- Medikamente: Wassertreibende Mittel, herzentlastende ACE-Hemmer und herzkräftigendes Digitalis (Fingerhut).

- In der Nachbehandlung kann wiederum ein vorsichtiges körperliches Training gestartet werden.

Selbsthilfe

- Ausreichende Ruhephasen mit Mittagsschlaf,

- häufige kleine Mahlzeiten,

- beim Sparen von Kochsalz helfen Obstdiät, Reis-Obstdiät, Reisdiät und Saftdiäten 1- bis 2-mal pro Woche,

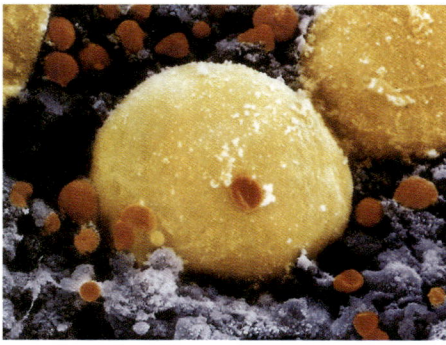

Fett-Tröpfchen an der Innenwand eines Herzkranzgefäßes, 1.000fache Vergrößerung.

- Flüssigkeitsmenge unter 1 1/2 l,

- Alkohol gänzlich meiden,

- für leichten Stuhlgang sorgen: morgens 5 (am Abend zuvor) eingeweichte Dörrzwetschgen mit 1 Esslöffel Milchzucker essen.

Vorbeugung

Rechtzeitige Erkennung und Behandlung des Bluthochdruckes.

Angina pectoris

Von Herzenge oder Angina pectoris spricht man, wenn der Blutfluss in den Herzkranzgefäßen einen kritischen Wert unterschreitet.

Wir wissen, dass erst eine 50%ige Verengung Beschwerden bei normaler körperlicher Belastung auslöst. Zu Beschwerden in körperlicher Ruhe kommt es, wenn das Kranzgefäß zu 90 % eingeengt ist. Hauptgrund für die Herzenge ist die Gefäßverkalkung. Dazu führen Übergewicht, Cholesterinblut, Rauchen und Bluthochdruck. Die genaue Rolle der Blutfette (Triglyceride) ist noch unklar.

Die Gefäßeinengung verläuft in Schritten. Die Druckbelastung bei Bluthochdruck führt zu Verletzungen der Gefäßinnenhaut. An die verletzte Gefäßwand lagern sich nun Blutplättchen. Diese locken weitere Zellen an. Im weiteren Verlauf wird Cholesterin eingelagert und es kommt zu Verkalkung. Als Endstadium resultiert eine Narbe, welche die Gefäßlichtung einengt. Bricht diese Narbe wieder auf, droht ein Gefäßverschluss, ein Herzinfarkt.

Symptome

- Schmerz bei körperlicher Belastung oder Aufregung.

- Abklingen der Schmerzen nach Ende der Belastung.

- Selten Schmerzen in Ruhe oder nachts.

- Schmerzauslösung durch Arbeit, Kälte, Nikotin, Aufregung, üppiges Essen, Wasserlassen und Stuhlgang.

- Typisch ist die Schmerzausstrahlung in den linken Arm, beide Schultern, in Hals und Unterkiefer. Der rechte Arm ist selten betroffen. Die Daumen bleiben immer schmerzfrei.

- Der Schmerzcharakter ist brennend, eng, drückend (auf der Brust). Angst und Vernichtungsgefühl kommen dazu.

Schmerzen zwingen dazu, die Belastung einzustellen oder zu vermindern.

- Die Schmerzdauer ist nur wenige, nicht mehr als 10 Minuten. Dauern die Schmerzen länger, besteht Verdacht auf einen Herzinfarkt.

- Besserung der Beschwerden auf Nitroglyzerin.

»Stabil« ist eine Herzenge, wenn Stärke und Häufigkeit des Herzschmerzes gleich bleiben, ebenso wie die Umstände, welche die Beschwerden auslösen. »Instabil« ist die Herzenge, wenn es zu einer plötzlichen Verschlimmerung kommt. Bei der instabilen Form besteht die Gefahr, dass die Narbe im Gefäß einreißt und ein Geschwür entsteht. Das Geschwür zieht Blutplättchen an – ein weiterer Schritt zur Verstopfung des Gefäßes.

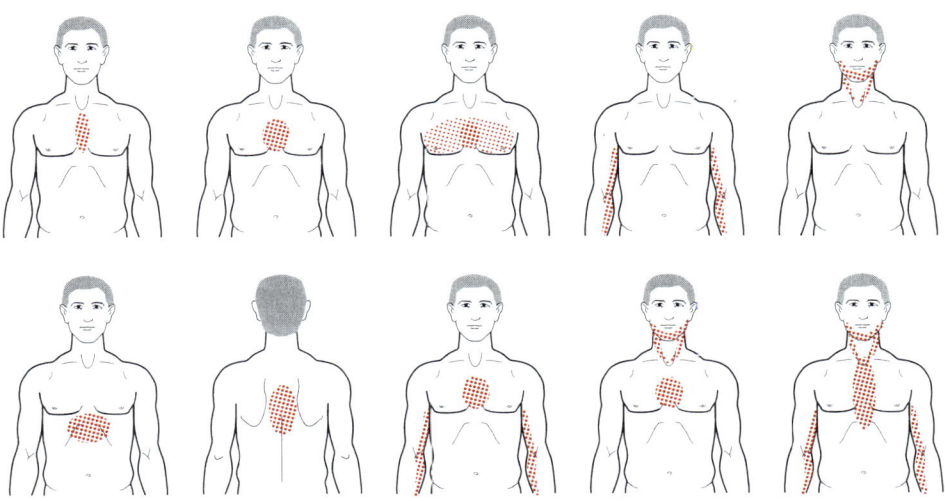

Die Möglichkeit der Schmerzausstrahlung bei Herzenge.

Behandlung

Sie fußt auf einem gesunden Lebensstil (siehe Selbsthilfe) und Medikamenten.

Die wichtigsten Mittel sind das schon genannte Nitroglyzerin, »Betablocker« und Kalziumhemmer. Mit diesen Stoffen lässt sich gleichzeitig auch der Bluthochdruck behandeln. In vielen Fällen reicht eine Diät nicht aus, um erhöhte Cholesterinwerte zu senken.

Zur Gerinnselvorbeugung nimmt man niedrig dosiertes Aspirin.

Chirurgische Möglichkeiten sind die Dehnung der Kranzgefäße (»PTCA«) und das Einsetzen einer Spirale (»Stent«), die das gedehnte Gefäß offen hält. Sind die Verengungen auf längere Gefäßstrecken ausgebreitet, entschließt man sich zur Umgehung der Verengung mittels eines Blutgefäßes aus dem Brustkorb oder dem Bein (»Bypass-Operation«).

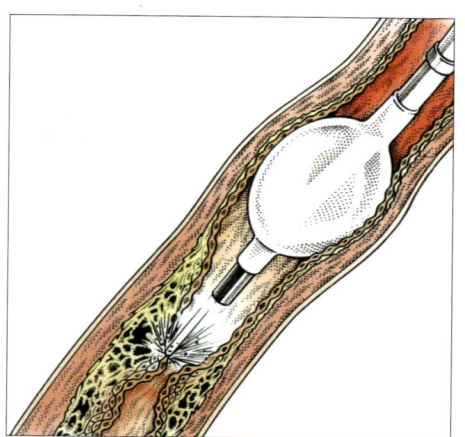

»Aufschießen« mittels Lasers und nachfolgende Ballon-Dehnung eines verkalkten Herzkranzgefäßes.

Selbsthilfe

- Nichtrauchen, Kaffee wenig, Alkohol sparsam.
- Übergewicht abbauen.

Kaffee und Herzkranzgefäßverkalkung

Gekochter Kaffee erhöht – unabhängig vom Koffeingehalt – das Cholesterin, ebenso löslicher Kaffee. Als Empfehlung gilt daher, auf gekochten Kaffee und Löskaffee zu verzichten und statt dessen Filterkaffee zu konsumieren.

Vegetarische Kost bevorzugen, Meiden von tierischem Fett und Zucker.

Magnesiumreiche Kost ist günstig: Magnesium hemmt die Blutgerinnung und entspannt die Herzkranzgefäße.

Magnesiumreiche Lebensmittel

Weizenkleie (der Spitzenreiter!), Kakao, Leinsamen, Nüsse, Weizenkeime, Kaffee, Tee, Hirse, Pistazienkerne, Haferflocken, ungeschälter Reis, Knäckebrot.

Sehr wenig Magnesium ist in Fleisch, Fisch, Ei und Milch.

Täglich leichte körperliche Arbeit und Sport: Belastungen dürfen keine Beschwerden auslösen!

Magnesiumreiche Mineralwässer

mg Magnesium pro Liter

1. Rogaska 878
2. Long life 197
3. Appolinaris 124
4. Gleichenberger Johannisbrunnen 112

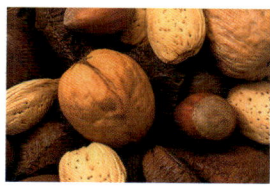

Nüsse sind magnesiumreich!

Sportliche Teilnahme an Koronargruppen. Kälte, kalte Duschen und Schwimmen im kalten Wasser vermeiden. Gelassene Lebensweise anstreben.

Herzinfarkt

Er ist die Komplikation einer bestehenden Herzenge. Ein Kranzgefäß verschließt sich durch Gefäßschäden und Gerinnsel. Als Folge davon geht der von diesem Gefäß nicht mehr durchblutete Herzmuskelbezirk zugrunde. Auslöser sind schwere körperliche Belastungen oder Aufregungen.

Meistens finden sich vor dem Infarkt Warnzeichen:

- Verschlechterung schon bekannter Beschwerden,
- stärker werdende Schmerzen in der Herzgegend,
- länger dauernde Schmerzen, auch in Ruhe,
- der Schmerz breitet sich aus,
- verstärkte Müdigkeit und Leistungsknick.

Symptome

- Plötzlicher Brustschmerz,
- Schmerzausstrahlung in den linken Arm, die linke Schulter, in den Hals und Nacken,
- Schmerz, der über 1/2 Stunde, eventuell Stunden oder Tage, anhält,
- Vernichtungsgefühl mit Todesangst,
- Blutdruckabfall,
- Atemnot,
- Brechreiz, Erbrechen, Übelkeit, Schweißausbruch, Blässe,
- Ruhe und Nitroglyzerin helfen nicht.

In 1/4 aller Fälle von Herzinfarkt fehlen praktisch alle genannten Krankheitszeichen, man spricht von »stummen Infarkten«. Ältere Menschen und Zuckerkranke neigen zu stummen Infarkten.

Diagnose

Erkannt wird ein Infarkt mittels EKG und Blutuntersuchung.
Durch das Zugrundegehen von Herzmuskelzellen werden Stoffe ins Blut ausgeschüttet, die dann im Labor erkannt und gemessen werden können.

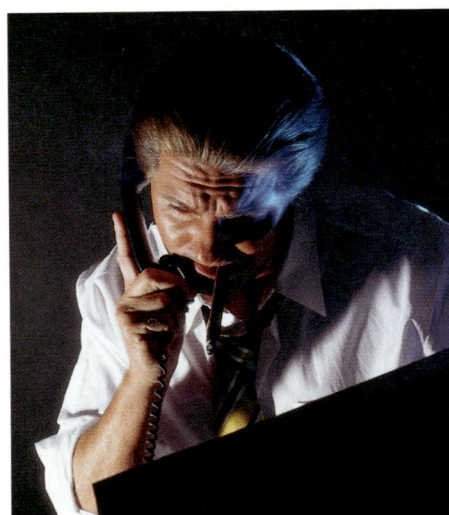

Hoher Blutdruck und Rauchen vervielfältigen das Risiko für einen Herzinfarkt.

Behandlung

Medikamentös wird versucht, das verstopfende Gerinnsel wieder zu verflüssigen, man nennt dieses Verfahren »Lyse«. Fallweise wird das verengte Gefäß auch durch einen Herzkatheter gedehnt.

Arterienverkalkung

Die Verkalkung der Schlagadern verengt das Gefäßvolumen und erhöht den Blutdruck. Umgekehrt schädigt hoher Blutdruck die Innenwand der Gefäße. An den schadhaften Stellen lagert sich Kalk an und das Gefäß verkalkt. Die Lehre, die

daraus zu ziehen ist, lautet: Bluthochdruck vermeiden und erhöhten Blutdruck normalisieren.

Das Ausmaß der Beschwerden bei Gefäßverkalkung hängt nicht nur von der Verengung selbst ab, sondern auch von der Dauer des Krankheitsprozesses. Bei langem Bestehen der Verkalkung gelingt es dem Körper, neue Gefäße aussprießen zu lassen und somit die Verengung zu umgehen.

Plötzliche Verschlüsse von Schlagadern führen zu Infarkt und Schlaganfall. Langsam zunehmende Verkalkung vieler Gefäße, besonders im Gehirn, erzeugen ein sehr gemischtes Krankheitsbild, das sich im Gehirn mit einem Verlust an geistigen Fähigkeiten aller Art zeigt. Am Herz führt die allgemeine Verkalkung zu Herzenge und Herzschwäche mit Schmerzen und Atemnot bei Belastung.

Vorbeugung und Selbsthilfe

Abbau von Übergewicht, tägliche Bewegung und Diät.

Lebensmittel mit hohem Cholesterin-, Harnsäure- und Kochsalzgehalt meiden, wenig tierisches Fett. Täglich 1 Kaffeelöffel hochwertiges Pflanzenöl. Überlegenswert ist der Einsatz von Meeresfischen mit hohem Gehalt an Omega-3-Fettsäuren: Hering, Lachs, Makrele und Tunfisch.

Im weitesten Sinne als Schutzstoffe gegen Gefäßverkalkung gelten Vitamin A, Carotin, die Vitamine der B-Gruppe, Cholin, Folsäure, Niacin, Vitamin C und E sowie Eisen, Jod, Kalzium, Kupfer, Magnesium, Selen und Zink.

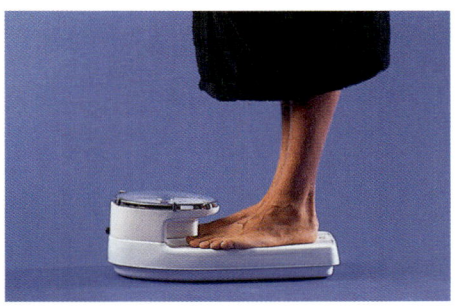

Übergewicht abbauen heißt,
der Arterienverkalkung vorzubeugen.

Schlaganfall

Die Ursache für eine einseitige Lähmung mit Sprachverlust liegt in einem Verschluss der Halsschlagader oder einer Hirnader. Das Bewusstsein schwankt zwischen normalem und tiefem Koma.

Die Zeichen einer mangelnden Gehirndurchblutung können Sekunden, Minuten, Stunden oder Tage andauern oder für immer vorhanden sein. In vielen Fällen bedeutet Schlaganfall eine mehr oder weniger starke Invalidität mit Berufsunfähigkeit.

Bluthochdruck ist der stärkste Risikofaktor für Schlaganfall!

Vorboten eines Schlaganfalles sind:

- Kopfschmerzen,
- Schwindel,
- Sehstörungen,
- nächtliche Erregungszustände und
- Schwankungen des Gemüts.

Treten flüchtige Sprech- und Sehstörungen auf, Kribbeln und bamstiges Gefühl in Arm und/oder Bein, spricht man von einem Schlagerl oder »flüchtigen Insult«.

Auch wenn ein Schlaganfall »gut« überstanden wurde, bleiben doch wesentliche »Kleinigkeiten« wie Schwinden des Optimismus, Wesensveränderung mit Niedergeschlagenheit, Weinerlichkeit und Phasen der Verzweiflung zurück. Die Schärfe der Gedanken lässt nach und Erregungszustände häufen sich.

Vorbeugung

- Erkennung und Behandlung des Bluthochdruckes.

- Änderung der Lebensführung.

Medikamente: Aspirin, Plavix, Tiklid oder Mittel (Marcoumar, Sintrom), mit denen man zum Bluter wird. Der Inhaltsstoff der »Bluter«-Mittel ist ein Gegenspieler des Vitamins K.

Lebensmittel mit besonders hohem Vitamin-K-Gehalt sollten daher nur sehr sparsam verzehrt werden: Avocados, Brokkoli, Fenchel, Grünkohl, Kohl, Sauerkraut und Spinat. Keine Waldmeisterbowle!

Bei der Einnahme von Aspirin ist keine Diät erforderlich.

Selbsthilfe

- Keine.

Für jede Zunahme des 2. Blutdruck-Wertes um 7,5 steigt das Schlaganfallrisiko um 46 %.

95

Blutdruck-»Spezial«

Hochdruck und Arbeitsfähigkeit

Mit hohem Blutdruck kann man arbeiten, nach der gesetzlichen Spruchpraxis kann die Erwerbsfähigkeit aber je nach Schwere vermindert sein.

Hochdruck und Autofahren

Darf man mit hohem Blutdruck Autofahren? Für Privat- und Berufsfahrer sind 2. Werte von 100 – 140 und darüber problematisch. Schwierigkeiten kann sicheres Autofahren während der Einstellung eines Hochdruckes machen: Bis zur Stabilisierung sollte man

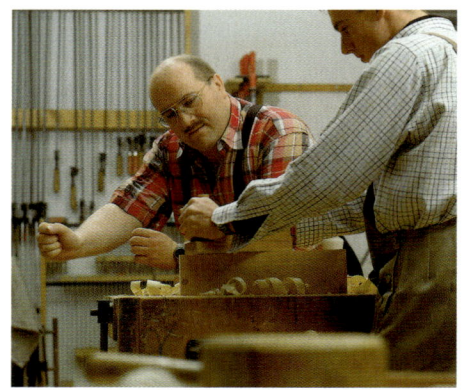

Bei hohem Blutdruck kann die Erwerbsfähigkeit vermindert sein.

Arbeitsfähigkeit bei Bluthochdruck

Schweregrad	Minderung der Erwerbsfähigkeit

Leichte Form . . . . **0 – 10 %**
RR um 160-195/95-105, leichte Veränderungen des Augenhintergrundes, keine oder leichte Kopfschmerzen, keine Organbeteiligung.

Mittelschwere Form . . . . **20 – 40 %**
RR um 180-230/110-120. Deutliche Augenveränderungen, Herzvergrößerung, keine Organbeteiligung, zeitweise Herz- und/oder Kopfschmerzen.

Schwere Form . . . . **50 – 100 %**
RR konstant über 220/115, beeinträchtigte Herzfunktion, Minderung der Hirndurchblutung.

Bösartige Form . . . . **100 %**
2. RR-Wert konstant über 130. Schwerste Augenveränderungen. Allgemeine ausgeprägte Organbeteiligung von Herz, Gehirn und Niere. Schwere Augenveränderungen mit Blutungen.

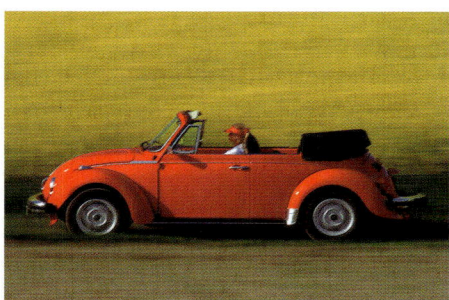

Regelmäßige Blutdruckmessung vor Antritt einer längeren Autofahrt!

den Autoschlüssel nicht in die Hand nehmen. Auch beruhigende (einschläfernde) Nebenwirkungen der Medikamente sind zu bedenken. Manche Blutdruckmittel vermindern unabhängig von ihrer blutdrucksenkenden Wirkung Konzentration und Aufmerksamkeit. Fallweise gefährlich ist die Neueinstellung eines Bluthochdruckes mit neuen Mitteln oder bereits gewohnten Mitteln in anderer (höherer oder niedriger) Dosierung. Gefahr droht hier durch eine zu drastische Blutdrucksenkung oder durch unerwartete Blutdruckspitzen.

Nicht Autofahren dürfen Menschen mit

- einem krisenhaften Blutdruckanstieg (kann zu Benommenheit führen),
- einem 2. Blutdruckwert über 110,
- hochdruckbedingten Augenveränderungen.

Autofahren dürfen alle Blutdruckpatienten ohne Komplikationen. Sinnvoll sind regelmäßige Blutdruckmessungen besonders vor Antritt einer längeren Autofahrt.

Hochdruck und Fliegen

Die Druckverhältnisse im Flugzeug entsprechen einer Seehöhe von 1.500 bis 2.000 m.

In den Urlaub (oder sonst wohin) fliegen darf nicht

- wer mehr als 220/140 Blutdruck hat,
- an unbehandelter Herzschwäche – egal welcher Ursache – leidet,
- einen Herzinfarkt oder Schlaganfall vor weniger als 2 Wochen erlitten hat.

Im Zweifelsfall muss man einen Ergometertest machen. Bei allen Fragen von Flugtauglichkeit wendet man sich an die Fluggesellschaft, die ein so genanntes »MEDIF« (= Medical Information Sheet) aushändigt. Der Vertrauensarzt der Fluglinie untersucht den flugwilligen Patienten kostenlos und attestiert dann die Flugtauglichkeit oder -untauglichkeit.

Wer am Fahrrad ohne Erschöpfung, ohne Rhythmusstörungen und ohne die Zeichen einer beginnenden Herzüberforderung 75 Watt leistet, darf fliegen.

Auf der sicheren Seite ist man mit annähernd normalen Blutdruckwerten und guter Verträglichkeit der eingenommenen Medikamente.

Nicht vergessen: Blutdruckpillen gehören in das Handgepäck! Gehen nämlich die Koffer verloren, steht man ohne lebenswichtige Medikamente da. Bis ein passender Ersatz zur Verfügung steht, können wertvolle Tage vergehen: Inzwischen erreicht der Blutdruck lichte Höhen!

Hochdruck und »Bergsteigen«

Mit Schwierigkeiten ist erst in einer Höhe zwischen 2.000 und 3.000 m zu rechnen. Zum Aufstieg sollte die Seilbahn benutzt werden, der Abstieg ist zu Fuß möglich. Im Zweifel sind – bei länger geplanten Aufenthalten – Höhen unter 1.200 m zu bevorzugen.

Hochdruck und Sex

»Üblicher« (ehelicher) Geschlechtsverkehr ist meist weniger belastend als beispielsweise Autofahren, Streiten oder mit Kindern im Garten spielen.

Während des Orgasmus schlägt das Herz ca. 120-mal pro Minute, wenig später nur mehr 95-mal. Ob und wann normaler Geschlechtsverkehr möglich ist, lässt sich einfach durch eine Belastungsprüfung feststellen. Wird dabei eine Wattleistung von 75 bis 100 problemlos erreicht und über einige Minuten ohne Erschöpfung durchgehalten, sind beim Sex keine Komplikationen zu erwarten.

Nach Bypass- oder Klappenoperationen ist das Herz nicht schonungsbedürftiger als vor der Operation. Herzkomplikationen mit Infarkt sind bei einem normalen Sexualleben äußerst selten. Praktisch alle »Bettinfarkte« geschehen während eines Seitensprunges außerhalb des ehelichen Gemaches.

Treten beim Geschlechtsverkehr Engegefühle in der Herzgegend auf, sollte man vorbeugend eine nitroglyzerinhaltige Pille einnehmen.

Nitroglyzerin und diesem verwandte Medikamente dürfen nicht verwendet werden, wenn das die Erektion fördernde Medikament VIAGRA eingenommen wurde. Werden nämlich diese beiden Medikamente zugleich verwendet, droht unter Umständen ein dramatischer Blutdruckabfall.

Die beiden anderen Potenz fördernden Mittel IXENSE und UPRIMA haben diese Nebenwirkung nicht.

Um Zweifel zu beseitigen, suchen Sie in »Liebesfragen« das gezielte Gespräch mit Ihrem Arzt!

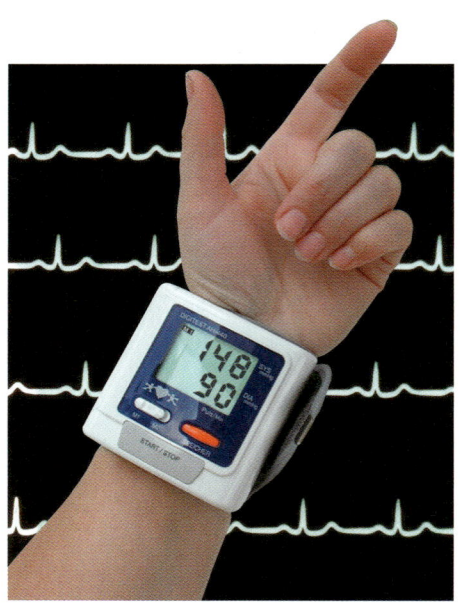

Machen Sie Ihrem Herzen eine Freude:
Schauen Sie auf den Blutdruck!

Kleines Blutdrucklexikon

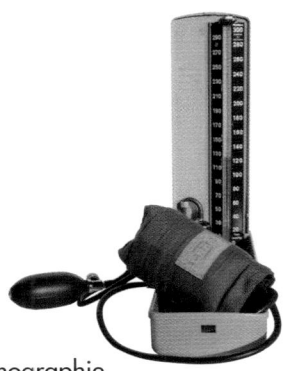

ACE-Hemmer – bestimmte blutdrucksenkende Mittel

Aneurysma – krankhafte, örtliche Gefäßausweitung

Angio- Gefäß...

Antihypertensiva – blutdrucksenkende Mittel

Aorta – Hauptschlagader

Apoplexie – Schlaganfall

Arteriosklerose – Gefäßverkalkung

Atherosklerose – Gefäßverkalkung

Betablocker – bestimmte blutdrucksenkende Mittel

Bypass – Umgehungsoperation, das verschlossene Blutgefäß wird umgangen

Cardio- Herz...

Cardiomyopathie – Herzmuskelerkrankung

Carotis – Halsschlagader

Coronarien – Herzkranzgefäße

CT- Computertomographie

Cushing-Krankheit – Krankheit der Nebenniere, führt zu Bluthochdruck

Conn-Krankheit – Krankheit der Nebenniere, führt zu Bluthochdruck

Diabetes mellitus – Zuckerkrankheit

Diastolisch – 2. Blutdruckwert

Dilatation – Dehnung

Diuretika – wassertreibende Mittel, blutdrucksenkend

Doppler – Ultraschalluntersuchung der Gefäße

Echokardiographie – Herzultraschall

Elektrolyte – Blutsalze

Erektile Dysfunktion – mangelnde Versteifung des männlichen Gliedes

Ergometrie – Belastungsprüfung des Herzens

Fundus – Augenhintergrund, Netzhaut

Glaukom – grüner Star

Herzinsuffizienz – Herzschwäche

Holter-EKG – Langzeit-EKG

Holter-RR – Langzeit-Blutdruckmessung

Hypotonie – niedriger Blutdruck

Hypertension – Bluthochdruck

Hypertonie – Bluthochdruck

Kalziumantagonisten – bestimmte blutdrucksenkende Mittel

KHK – Herzkrankheit durch Verengung der Herzkranzgefäße

MRT – Magnetresonanz-Schichtaufnahme

Myokardinfarkt – Herzinfarkt

Nephro- Niere...

Nephrosklerose – Verkalkung der Niere

Niereninsuffizienz – Nierenversagen

Orthostase – Blutdruckabfall im Stehen

PAVK – Durchblutungsstörung der Beine oder Arme, bei stärkster Ausprägung > »Raucherbein«

Phäochromozytom – Tumor des Nebennierenmarks

Ren- Niere...

Retina – Netzhaut des Auges

RR – Kürzel für Blutdruck. Benannt nach Riva-Rocci, dem Erfinder der Blutdruckmessung

Saluretika – wassertreibende Mittel

Sinusknoten – natürlicher Schrittmacher des Herzens

Sonographie – Ultraschalluntersuchung

Stenokardie – Herzenge, Angina pectoris

Stenose – Verengung

Systolisch – 1. Blutdruckwert

Synkope – kurz dauernde Bewusstlosigkeit

TIA – flüchtiger Schlaganfall, »Schlagerl«

Toxisch – giftig

Vasodilatantien – gefäßerweiternde Mittel

White-coat-Phänomen – Ordinations-»Bluthochdruck«